AF566487

Britta Seger

Emil ständig unter Strom

Betrachtung der Autismus-Spektrum-Störung im Spannungsfeld der zwischenmenschlichen Interaktion

Illustrationen von Anika Wilms

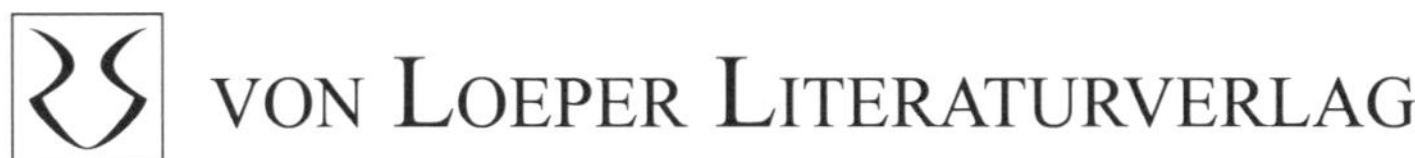
von Loeper Literaturverlag

Bibliographische Information der Deutschen Bibliothek:
Die Deutsche Bibliothek verzeichnet diese Publikation in der Deutschen Nationalbibliographie; detaillierte bibliographische Daten sind im Internet unter http://dnb.ddb.de abrufbar.

Gehen Sie uns „ins Netz"!
Besuchen Sie uns im Internet unter
www.vonLoeper.de

Gerne senden wir Ihnen kostenlos ausführliche Informationen zu unserem Verlagsprogramm zu und informieren Sie regelmäßig über wichtige Neuerscheinungen zum Thema. (Adresse siehe unten)

Wichtiger Hinweis:
Ausführliche Zusatzinformationen zu diesem Buch, wichtige Links und weiteres Bonus-Material finden Sie im Internet unter
www.vonLoeper.de/Autismus

Originalausgabe
1. Auflage 2018 -1T-0818-dd

Gesamtherstellung und Vertrieb:
Ariadne Buchdienst,
Daimlerstr. 23, 76185 Karlsruhe
Tel. (0721) 46 47 29 0
Fax (0721) 46 47 29 099
E-Mail: Info@vonLoeper.de
Internet: www.vonLoeper.de

ISBN 978-3-86059-276-2

Inhalt

„Menschen mit Behinderung haben das Recht
auf Teilnahme am Leben in ihrer Gesellschaft.
Sie müssen nicht darum bitten.
Es ist kein Geschenk.
Es ist ihr Recht.
Das steht so auch in der UN-Konvention.

Alle Menschen haben die gleichen Rechte:
Das Recht zu leben,
das Recht zu lernen,
das Recht zu arbeiten,
das Recht zu wohnen, wo sie möchten.
Zu diesen Rechten sagen wir auch:
Menschen-Rechte." *[1]*

Vorwort

Dieses Buch richtet sich an Menschen mit einer Autismus-Spektrum-Störung (ASS) sowie deren Angehörige und alle Personen, die mit ihnen arbeiten oder anderweitig zu tun haben. Die beiden ersten Bücher „Was ist mit Tom?" und „Paul mittendrin und doch allein?" veranschaulichen mit konkreten Beispielen und kurzen Interviews, wie die Autismus-Spektrum-Störung (vor allem das Asperger-Syndrom) sich im täglichen Miteinander zeigen kann. Sie sind als Aufklärungsmaterial gedacht und können beispielsweise in Form einer Power-Point-Präsentation, auf eine bestimmte Person zugeschnitten werden.

„Emil ständig unter Strom" stellt eine Vertiefung dar, denn hier geht es um eine genauere Betrachtung spezieller Kernsymptome des Autismus, der „Störung in der Kommunikation" und „sozialen Interaktion" sowie deren Dynamik. Hier wird also etwas mehr theoretischer Hintergrund erarbeitet als in den anderen beiden Büchern.

Es ist wichtig, sich mit der Dynamik der Kommunikation und sozialen Interaktion zu beschäftigen, wenn man mit autistischen Menschen zu tun hat. Dieses Buch kann bei Aufklärungsaktivitäten mit den beiden Vorgängern kombiniert werden, um ein tiefergehendes Verständnis für die Autismus-Spektrum-Störung zu ermöglichen. Dabei hat es aber keinen Anspruch auf Vollständigkeit.

Aufgrund meiner beruflichen Laufbahn habe ich einen engen Bezug zur Musiktherapie; daher wird dieser Bereich auch an verschiedenen Stellen mit einbezogen. Der musiktherapeutische Blickwinkel bietet viele interessante Denkansätze, die mir in meiner täglichen Arbeit immer wieder neue Impulse liefern. Gerade wenn es um zwischenmenschliche dynamische Prozesse geht, bietet die Musiktherapie einen spannenden Blickwinkel. Sie ist eine der wenigen therapeutischen Disziplinen, die sich gezielt mit dem Beziehungsaspekt zwischen Menschen auf professionelle Art und Weise auseinandersetzt.

Ich möchte mit diesem Buch dazu beitragen, dass die Probleme im zwischenmenschlichen Miteinander als Aspekte einer Beeinträchtigung thematisiert werden können. Der Übergang von „Variation“ zur „Beeinträchtigung“ erscheint mir fließend, jeder von uns kennt Probleme im zwischenmenschlichen Miteinander. Diese sind normal und Teil des „Menschseins“. Doch solche Probleme können auch aufgrund einer Störung in der Entwicklung auftreten, die auch mit einem hohen Leidensdruck einhergehen können. In diesem Falle ist es wichtig, für das Erkennen, Wahrnehmen und Akzeptieren einer solchen Problematik zu sensibilisieren. Kommunikation und soziale Interaktion können nur dann willentlich gestaltet und reguliert werden, wenn alle Regeln und das dazugehörige intuitive „Repertoire“ beherrscht werden.

Bitte nutzen Sie auch das Glossar, in dem einige der hier verwendeten Begriffe genauer erklärt sind und teilweise auch weiterführende Informationen gegeben werden.

Danksagungen

An dieser Stelle geht mein herzlichster Dank an Herrn Prof. Schulz von Thun für das Feedback in Bezug auf die Anwendung seines Modells auf die Autismus-Spektrum-Störung.
Ich danke Frau Judith Brunk (Geschäftsführerin Deutsche Musiktherapeutische Gesellschaft e.V.) und dem „EBQ-Trio“ Frau Schumacher, Frau Calvet und besonders auch Frau Reimer (Universität der Künste, Berlin) für die Unterstützung und den Austausch.
Mein Dank geht auch an Christian Frese (Geschäftsführung Autismus Deutschland e.V.) und Eva Frese (diverse Korrekturen) die mir bei meinen Ideen immer zur Seite stehen.
Auch die gute und sehr kooperative Zusammenarbeit mit Lehrern, Eltern, Integrationshilfen und Therapeuten hat zu diesem Buch beigetragen. Das Thema Kommunikation und soziale Interaktion hat sich besonders in diesen Netzwerken als unerschöpflich und durchaus auch spannungsgeladen herausgestellt.

Natürlich möchte ich mich auch bei betroffenen Kindern, Jugendlichen und Erwachsenen bedanken. Die gemeinsame Auseinandersetzung mit diesem Thema ist für mich sehr bereichernd.

Besonders erwähnen möchte ich an dieser Stelle auch die tolle Zusammenarbeit mit Anika Wilms, die als Illustratorin ganz wesentlich auch zum Verständnis vieler Erklärungen beigetragen hat. Leider wurde sie sehr plötzlich und unerwartet aus dem Leben gerissen. Sie bereicherte die Bücher „Was ist mit Tom?“, „Paul mittendrin und doch allein?“ sowie das vorliegende Buch mit ihren tollen Bildern.

„Aus vielen Worten entspringt ebenso viel Gelegenheit zum Missverständnis“

William James (1842 – 1910), amerikanischer Philosoph [2]

Einleitung

Die UN-Konvention ist ein Vertrag vieler Länder, die sich mit der Gleichbehandlung aller Menschen befasst. Da sie mit dem Grundgesetz eng verwoben ist, ist sie bindend.

Der Artikel 3 des Grundgesetzes besagt folgendes:
„Alle Menschen sind vor dem Gesetz gleich.
Männer und Frauen sind gleichberechtigt. Der Staat fördert die tatsächliche Durchsetzung der Gleichberechtigung von Frauen und Männern und wirkt auf die Beseitigung bestehender Nachteile hin.
Niemand darf wegen seines Geschlechtes, seiner Abstammung, seiner Rasse, seiner Sprache, seiner Heimat und Herkunft, seines Glaubens, seiner religiösen oder politischen Anschauungen benachteiligt oder bevorzugt werden. Niemand darf wegen seiner Behinderung benachteiligt werden."
[3]

Die UN-Konvention bewirkt derzeit eine große Diskussion über das „Was" und „Wie" der Umsetzung in Deutschland. Menschen mit verschiedensten Behinderungen sollen in allen Lebensbereichen mehr, andere und passendere Möglichkeiten zur „Teilhabe" bekommen, als das bisher der Fall war. In diesem Zusammenhang definiert die ICF (WHO, 2013, S. 299) den Begriff Partizipation (Teilhabe) als „Einbezogensein in eine Lebenssituation". Das Einbezogensein in eine Lebenssituation bedeutet, dass betroffene Menschen in ihren aktiven Bemühungen um Teilhabe unterstützt werden müssen. Es bedeutet jedoch auch, dass sie miteinbezogen werden sollen. Der passive Vorgang des „Einbezogenseins" ist mit in die Definition eingeschlossen und berücksichtigt dadurch beispielsweise das Vorliegen eines (behinderungsbedingten) Unvermögens, die Teilnahme am gesellschaftlichen Leben durch eigene Anstrengungen erreichen zu können.

Im Bildungsbereich befasst sich das pädagogische Konzept der „Inklusion" (weitere Informationen siehe im Glossar) mit der Fragestellung der Teilhabe von Menschen mit Behinderung. Doch was bedeutet die Beeinträchtigung durch eine Autismus-Spektrum-Störung im Hinblick auf die Beschulung eines Kindes? Der Begriff „Inklusion" [4] beschreibt unter anderem die Tatsache, dass Verschiedenheit Teil der Normalität ist. Die Gesellschaft ist angehalten, vorhandene Barrieren zu beseitigen, um diese Verschiedenheit gemeinsam erleben zu können. Das setzt zunächst einmal voraus, dass geprüft wird, ob und welche Barrieren vorhanden sind, bevor man sich Gedanken über deren Beseitigung machen kann. Inklusion bedeutet in unserem Bildungssystem konkret, dass in öffentlichen Bildungseinrichtungen jedem Menschen ein passendes Bildungsangebot gemacht werden soll, das ihn in sein soziales Umfeld integriert und ihn zugleich nach seinen Möglichkeiten fördert.

Die Autismus-Spektrum-Störung ist eine besondere Form der Beeinträchtigung, die sich sehr facettenreich und vor allem auch subtil im Alltag darstellen kann. Zu den wichtigsten Kernsymptomen gehören Störungen in der Kommunikation und der sozialen Interaktion. Besonders diese Bereiche sind für nicht betroffene Menschen schwer zu verstehen und nachzuvollziehen, denn es handelt sich dabei um Ebenen des zwischenmenschlichen Kontaktes, die normalerweise im Bewusstsein nicht sehr präsent sind. Wir verwenden sie einfach. Genauso wie wir atmen, ohne darüber nachzudenken.

Die Beeinträchtigung der Kommunikation und sozialen Interaktion als Kernproblematik des Autismus soll in diesem Buch von verschiedenen Seiten betrachtet werden.

Kommunikation und soziale Interaktion sind Begriffe, die zunächst einmal sehr allumfassend erscheinen. Viele denken dabei wahrscheinlich schon direkt an sprachliche Kompetenzen, doch das ist schon ein Bereich, dem noch Vieles vorgeschaltet ist. Prozesse der Kommunikation und Interaktion sind subtil und zum größten Teil nicht selbstverständlich im Fokus unserer Wahrnehmung. In zwischenmenschlichen Interaktionsprozessen agieren und reagieren wir häufig aus der Intuition heraus, was uns ermöglicht, uns auf „das Wesentliche" zu konzentrieren und dadurch eine hohe Kontrolle darüber zu erhalten, was in diesen Prozessen geschieht. Hinzu kommt, dass wir nicht nur Informationen austauschen, wir gestalten auch Beziehungen darüber.

Bei der Autismus-Spektrum-Störung sprechen wir von einer Beeinträchtigung, die in diesem Zusammenhang sehr vereinfacht eventuell als „Mangel an Intuition“ gesehen werden kann. Durch das Heranziehen unterschiedlicher Denkmodelle und unter Einschluss der musiktherapeutischen Sichtweise von Interaktionsprozessen stellt dieses Buch den Versuch dar, deutlicher zu umreißen, was mit einer Störung der Kommunikation und Interaktion genau gemeint ist und wie sie sich im Alltag auswirken kann.

Das Buch startet mit einer kurzen Zusammenfassung der wesentlichen Eckpunkte der Autismus-Spektrum-Störung, gefolgt von einem (musiktherapeutisch geprägten) Einblick in Kommunikations- und Interaktionsprozesse. Da sich die Musiktherapie schwerpunktmäßig mit der wechselseitigen Dynamik solcher Prozesse befasst, gibt sie wichtige Impulse zum Verständnis der Problematik des Autismus.

Im Weiteren wird noch einmal aus anderer Perspektive anhand des Kommunikationsmodells von Friedemann Schulz von Thun dieselbe Kernproblematik aufgegriffen. Die Bedeutung der Problematik soll auf diese Weise verdeutlicht und genauer beschrieben werden, um sie im Zusammenhang mit unserem gesellschaftlichen Prozess der Umsetzung der UN Konvention verstehen zu können.

Durch das gesamte Buch ziehen sich immer wieder anschauliche Beispiele, in denen die fiktive Figur Emil dem Leser einen personifizierten Einblick in seine spezielle Denkweise gewährt und das Zusammenspiel von ihm mit seiner Umwelt thematisiert.

Einblick in die Autismus-Spektrum-Störung

Die verschiedenen Formen des Autismus sind in der ICD 10 (Dilling et al., 2005, S. 281 ff.) unter den „Tiefgreifenden Entwicklungsstörungen" klassifiziert. „Tiefgreifend" deswegen, weil Autismus keine vorübergehende Angelegenheit ist, sondern ab der Geburt schon Einfluss auf die gesamte weitere Entwicklung des Menschen nimmt. Autismus verschwindet nicht einfach wieder und zeigt sich in einer enormen Bandbreite an Facettenreichtum und unterschiedlicher Ausprägung.

Menschen mit Autismus können häufig besser damit umgehen, wenn sie verstanden haben, inwiefern sie sich von ihren Mitmenschen unterscheiden. Sie können dann Strategien entwickeln, wodurch sie ihren Alltag besser bewältigen und weniger Schwierigkeiten haben. Auch das Umfeld kann einiges dazu beitragen, die Lebenssituation von Menschen mit Autismus zu verändern. Voraussetzung für all dies ist jedoch, dass eine belastbare Vertrauensbasis hergestellt werden kann, die auf gegenseitigem, wohlwollendem Verständnis basiert.

Die Bandbreite an verschiedensten Ausprägungen ist vermutlich der Grund, warum erwogen wird, die Art der Klassifizierung zu verändern. Mittlerweile tendieren Fachleute dazu, alle dem Autismus zugeordneten Phänomene, unter dem Oberbegriff „Autismus-Spektrum-Störung" zusammenzufassen. Der Begriff „Autismus-Spektrum" beschreibt die Vielfalt der Beeinträchtigung noch deutlicher, bleibt aber bei bestimmten Kernsymptomen. Diese sind letztendlich auch notwendig, um eine Abgrenzung zu anderen Diagnosen sicherzustellen. Möglicherweise wird diese veränderte Begrifflichkeit den verschiedenartigen Ausprägungen des Autismus eher gerecht.

Die ICD 10 beschreibt derzeit folgende Kernsymptome für Autismus (Dilling et al., 2005, S. 281 f.):
„Störung in der Kommunikation,
Störung der sozialen Interaktion und
Störungen des repetitiven Verhaltens".

Zusätzlich wird beim „frühkindlichen Autismus" ein allgemeiner Entwicklungsrückstand festgestellt sowie Auffälligkeiten in der Sprachentwicklung. Der Begriff „frühkindlich" bezieht sich nicht auf das Feststellungsalter des Autismus, sondern auf den Zeitpunkt, den Umfang und die Art der Abweichungen von der als „normal" angesehenen Entwicklung. Das bedeutet, dass auch ein Erwachsener noch diese Diagnose erhalten kann, sofern ein Nachweis über das Vorhandensein der geforderten Kriterien in früher Kindheit erbracht wird. Die Diagnosen „frühkindlicher Autismus" oder „Asperger-Syndrom" richten sich nach der Ausprägung des Autismus und beschreiben jeweils eine bestimmte Zusammenstellung von Symptomen. Es gibt daneben auch noch andere Diagnosen im Bereich der tiefgreifenden Entwicklungsstörungen, die beispielsweise dann vergeben werden, wenn Abweichungen in der Zusammenstellung der betroffenen Bereiche bestehen.

Viele Menschen schreiben den beiden Hauptdiagnosen ein bestimmtes Intelligenzniveau zu. So gilt nach landläufiger Meinung ein Mensch mit Asperger-Syndrom vielleicht eher als hochbegabt, während jemand mit Kanner-Syndrom (frühkindlicher Autismus) als minderbegabt eingestuft wird. Beides ist nicht richtig. Die Intelligenz des Menschen wird bei einer Abweichung unabhängig vom Autismus klassifiziert, sie gehört nicht zu den Diagnosekriterien. Menschen mit einer Autismus-Spektrum-Störung können dementsprechend auch für jede Schullaufbahn eine positive Prognose bekommen und diese auch abschließen. Sie streben, wie alle anderen Menschen auch, eine Ausbildung oder ein Studium an und suchen später einen passenden Arbeitsplatz.

Auch wenn die Art der Beeinträchtigung nicht das kognitive Vermögen betrifft, kann sie auf andere Weise sehr schwerwiegend sein und beispielsweise im Schulalltag auch verschiedene zusätzliche Hilfen erfordern. Neben vorhandenen Wahrnehmungs- und Verhaltensproblematiken können auch Hilfen zur „Teilhabe" installiert werden, die den Bereich des zwischenmenschlichen Kontaktes fokussieren.

Beispiele aus der Praxis

1. Beispiel: Schuhe binden

Weil Emil trotz eines IQ von 140 seine Schnürbänder nicht zur Schleife binden kann, hat er Probleme im Sportunterricht. Doch der Grund für seine Schwierigkeiten wird trotz langer ergotherapeutischer Behandlung zunächste einmal nicht in der Wahrnehmung oder Koordination vermutet, sondern mit dem Kontext in Verbindung gebracht, in dem das Verhalten auftritt.

Eine Strategie um das Verhalten von Emil bewerten zu können wäre, ähnliche Situationen zum Vergleich heranzuziehen und zu versuchen ein Muster in seinem Verhalten zu erkennen. Eine Frage drängt sich situationsbezogen aus der Diskrepanz der kognitiven Leistungen zu der Fähigkeit, die Schuhe zuzubinden auf: Kann er nicht, oder will er nicht?

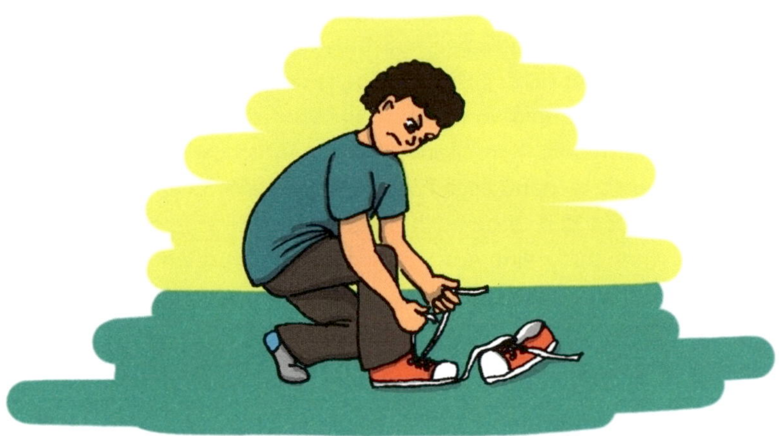

In der folgenden Tabelle werden mögliche Reaktionen von Lehrern auf die zwei unterschiedlichen Vermutungen, warum sich Emil so verhält, dargestellt:

Reaktion mit der Vermutung: Emil **kann** die Schuhe nicht zubinden	Reaktion mit der Vermutung: Emil **will** die Schuhe nicht zubinden
Der Lehrer hat die Problematik zwar nicht verstanden, aber er bindet Emil die Schuhe diesmal zu.	Emil bekommt eine Strafe: Er muss Liegestützen machen, als er in der Sporthalle ankommt.

Wir beziehen Emil in „eine Lebenssituation" ein, denn wir vermuten (interpretieren) beispielsweise, dass er aufgrund des Alters und der damit verbundenen Entwicklungsphase (hier: Pubertät) wahrscheinlich nicht will. Daher werden in der folgenden Tabelle die Gründe einer Autismus-Spektrum-Störung den Gründen einer Entwicklungsphase gegenübergestellt.

Schuhe nicht zubinden **können**	Schuhe nicht zubinden **wollen**
Mögliche Gründe: Autismus-Spektrum-Störung	Mögliche Gründe: Entwicklungsphase
Störungen in der visuellen Wahrnehmung	Pubertät (Spaß am Machtkampf)
Störungen in der taktilen Sinnesverarbeitung	Protest (die Schuhe gefallen ihm nicht)
Störungen in der Koordination	Verweigerung (er hat keine Lust, zum Sport zu gehen)
Störungen in der Planung von Handlungen	Egozentrik (er will im Mittelpunkt stehen)

Durch die unterschiedliche Art und Weise, wie Menschen andere in „eine Lebenssituation" einbeziehen und interpretieren, kann das Verhalten eine völlig andere Wertigkeit bekommen, als es eigentlich hat.

In diesem Falle folgten die Eltern dem Rat der Ergotherapeutin, die darum bat, die Schleife täglich zu üben. Aus diesem Grund wurden Emil extra Schnürschuhe für den Sportunterricht gekauft, er sollte die Gelegenheit haben, es möglichst oft zu üben. Da in der Schule eher selten Probleme mit seiner Verweigerungshaltung vorlagen, dachten sie, dass für Emil dieser Rahmen gut geeignet ist. Emils Eltern unterschätzten dabei jedoch, dass Emil durch den Zeitdruck in der Schule noch mehr Probleme beim Zubinden bekommen könnte und es infolge des erlebten Stresses überhaupt nicht mehr klappt.

2. Beispiel: Selbsteinschätzung im Bereich der Arbeitszeit

Emil schätzt, dass er für seine Mathe Hausaufgaben eine Arbeitszeit von einer Stunde benötigen wird. Die Therapeutin schaut auf die Uhr, Emil beginnt und ist nach nur fünf Minuten fertig.

Für das weitere Vorgehen schlägt die Therapeutin den Einsatz eines Hilfsmittels vor. Um den Bereich der Selbsteinschätzung zu üben, wird eine Liste geführt, in der Emil nun jeden Tag einschätzen soll, wie lange er für seine Aufgaben braucht. Zusätzlich bekommt er neue Verhaltensstrategien, um die verbleibende Zeit zu nutzen.

Die eingeschätzte Zeit wird durch eine besondere Uhr visuell dargestellt. Nach einigen Wochen wird deutlich, dass die Realität noch immer sehr mit der vorab getätigten Einschätzung auseinandergeht. Hier scheint es keine nennenswerten Fortschritte zu geben.

Es klappt jedoch deutlich besser, Emil im Rahmen seiner verbleibenden Zeit nochmals an die Aufgaben zu führen. So kann er beispielsweise noch Dinge ergänzen, genauer erklären oder leserlich abschreiben. Emil hat auch nach mehreren Monaten noch keine Idee dazu entwickelt, wie viel er in welcher Zeit schaffen kann. In der Schule zeigen sich jedoch bessere Ergebnisse, weil Emil die verbleibende Zeit besser nutzt.

Noch immer hetzt er durch die Arbeiten, aber er gibt nicht mehr vorzeitig ab, sondern wendet die erlernte Arbeitsweise an. Er korrigiert, ergänzt und schreibt leserlich ab, weil das im Zusammenhang mit dem visuellen Hilfsmittel so erlernt wurde. Erst wenn es „piept" wird abgegeben. Dadurch bekommt er nun mehr Punkte und infolgedessen auch bessere Noten.

Nur alleine der verbale Hinweis „Lass dir mehr Zeit“ reicht dem Achtklässler nicht, weil ihm offenbar die Vorstellung von zeitlichen Strukturen völlig fehlt. Seine Beeinträchtigung besteht noch im selben Umfang, hat aber durch den Einsatz des Hilfsmittels und der Strategien nun weniger Nachteile für ihn.

Aspekte der Kommunikation innerhalb sozialer Interaktion

Die Inklusion fordert unter anderem auch vom Schulsystem viele Veränderungen. Neben den organisatorischen Herausforderungen versucht man auch inhaltlich den verschiedenen Bedürfnissen von Schülern gerecht zu werden. Es gibt so viele verschiedene Beeinträchtigungen, dass es gar nicht so einfach ist, alle Aspekte zu beachten. Das ist jedoch notwendig, um zu erfassen, was jeder Schüler braucht, damit er „nach seinen Möglichkeiten" gefördert wird und die Inklusion umzusetzen.

In Bezug auf die Autismus-Spektrum-Störung muss in einem ersten Schritt geklärt werden, was die Diagnose Autismus für jeden einzelnen betroffenen Schüler bedeutet. Da Autismus sich enorm facettenreich und in allen möglichen Ausprägungen zeigt, ist die Klärung dieser Frage unter Umständen auch gleichzeitig die größte Hürde. Das „In-Gruppen-Denken" funktioniert besonders beim Autismus nur schwerfällig, wenn dies überhaupt möglich ist. Neben einer teilweise sehr veränderten Wahrnehmungswelt gehört unter anderem die Störung in der sozialen Interaktion und der Kommunikation zu den Kernsymptomen der Autismus-Spektrum-Störung. Dieser Bereich wirkt äußerst subtil im Alltag und wird daher von vielen Menschen nicht verstanden oder nicht wahrgenommen.

Es gibt viele verschiedene Arten, wie die Kommunikation und/oder die soziale Interaktion gestört sein können. Als erstes denken wir vielleicht an Menschen, die zum Beispiel gar nicht sprechen oder einen gestörten Sprachfluss haben. Außerdem fallen uns Menschen mit geistiger Behinderung ein, die häufig inhaltliche Probleme haben und/oder komplexen Gesprächen nicht folgen können. Störungen der Kommunikation und der sozialen Interaktion sind also bekannt und vielen Menschen aus dem Umfeld, zumindest in begrenztem Rahmen, vertraut.

Der Bereich der sozialen Interaktion umfasst nach der Definition des klinischen Wörterbuches Pschyrembel „die aufeinander bezogenen Handlungen u. deren wechselseitige Beeinflussung von Mitgliedern einer Gruppe oder von Gruppen untereinander". Weiter heißt es: „[…] wichtigstes Instrument der sozialen Interaktion ist die Kommunikation" (Pschyrembel, 2004, S. 874).

Die Sprache gehört zu den wichtigsten Anteilen der Kommunikation, doch sie stellt nur einen Teil des zwischenmenschlichen Miteinanders dar. Der Begriff Kommunikation wird daher folgendermaßen definiert:

„(lat. communicare: gemeinsam tun, besprechen) Prozess der Informationsübertragung zwischen Individuen mittels verbaler u. nichtverbaler Ausdrucksmittel (Gestik u. Mimik), wobei neben der Sachinformation i.e.S. auch Beziehungen definiert u. komplexe soziale Mitteilungen ausgetauscht werden (Metakommunikation)" (Pschyrembel, 2004, S. 961).

Die Verständigung untereinander geschieht sowohl über die Sprache, wie auch durch Gestik, Mimik, Tonfall und zahlreiche andere Faktoren.

Die soziale Interaktion enthält neben der Kommunikationsebene auch wichtige Phasen und Abstimmungsprozesse, die der eigentlichen Interaktion vorausgehen können, sie aufrechterhalten oder abrunden. Hier einbezogen sind Handlungen und die gegenseitige Beeinflussung der Teilnehmer.

So ergeben sich folgende drei Phasen der Interaktion, die im Folgenden genauer beschrieben werden:

- Phase des Einschwingungsvorgangs
- Phase Gespräche zu starten und aufrechtzuerhalten
- Phase der Abrundung

Phase des Einschwingungsvorgangs

Schumacher, Calvet und Reimer beschreiben im musiktherapeutischen Kontext den Begriff „Einschwingungsvorgang" als einen Moment, der einem musikalischen Spiel vorausgeht.

„Die vor einem gemeinsamen Spielbeginn empfundene Zeit, die einen präzisen Beginn (Einsatz) zur Folge hat. Atmung, Spielbewegung und/ oder Blick sind Zeichen, die hier zwischen Spielern ausgetauscht werden" (Schumacher; Calvet; Reimer, 2013, S. 80).

Gemeinsam wird versucht, ein Beginn für das musikalische Spiel zu erschaffen. Übertragen auf die Ebene des Gespräches geschieht das Einander-Wahrnehmen und Austauschen von Botschaften bereits vor einem ersten Wort auf sehr differenzierten Ebenen.

Interessant ist diese Definition auch im Hinblick auf die Annahme, die Zeit vorab habe einen präzisen Beginn (Einsatz) zur Folge. Musikalisch gesehen, geht es hier um die Qualität des „richtigen Timings". Damit verbindet sich die Frage, wie sich denn der Prozess entwickelt, wenn dieses Timing nicht präzise ist oder der Einsatz gänzlich ausbleibt. Bei vielen Menschen mit Autismus ist unter anderem aufgrund ihrer veränderten Wahrnehmung eine Verzögerung in unterschiedlicher Ausprägung zu beobachten. Das kann bedeuten, dass diese Vorphase eines Gespräches bereits so empfindlich gestört sein kann, dass alles Weitere nicht in Gemeinsamkeit erlebt werden kann, sondern mit der Bewältigung dieser Störungen belastet ist.

Weiter konkretisieren die Musiktherapeutinnen Schumacher, Reimer und die Entwicklungspsychologin Calvet den hier beschriebenen „Austausch" unter dem Begriff „Interaktivität" folgendermaßen: „Gegenseitiges Hören, Sehen, Spüren des Anderen und Reagieren, bzw. Antworten auf seine Aktivität" (Schumacher; Calvet; Reimer, 2013, S. 80).

Die beschriebenen Wahrnehmungsebenen „Sehen, Hören, Spüren" des Anderen verdeutlichen, wie sensibel und unbewusst dieses Geschehen sein muss. Das Beantworten der Aktivität des Gegenübers gestaltet sich entsprechend auch auf all diesen Ebenen, ohne dass wir das bewusst planen.

Das Beantworten und Reagieren auf den Anderen beschreibt vielleicht gut, dass es um ein gleichberechtigtes „Beteiligtsein" geht. Es geschieht intuitiv und möglicherweise schon von dem Moment an, in dem ein Anderer in unseren Wahrnehmungsbereich eintritt.

Phase Gespräche zu starten und aufrechtzuerhalten

Aus dem Einschwingungsvorgang heraus können wir in eine bewusstere Form der Interaktion übergehen. Man beginnt beispielsweise ein Gespräch. In diesem bewussteren Vorgang klären sich unter Umständen auch Abstimmungsdifferenzen, die die Interaktion regulieren. Doch Abstimmungsdifferenzen können sich auch verstärken und die gesamte Interaktion negativ belasten.

Das Gefühl „irgendwie nicht zueinander zu finden" kann beispielsweise Folge eines solchen quer laufenden Interaktionsprozesses sein. Musikalisch gesprochen könnte man das vielleicht wie in der folgenden Tabelle dargestellt, vergleichen, wobei der Dirigent stellvertretend für die innere Zielrichtung der Interaktion und den Impuls dazu ist:

Vorphase eines gemeinsamen Spiels:	Die Musiker stimmen ihr Instrument und richten danach ihre Aufmerksamkeit auf den Dirigenten.
Übergang in die bewusstere Form der Interaktion: Start	Alle konzentrieren sich auf den Dirigenten. Stille. Der Dirigent startet das Spiel.
Aufrechterhalten der Interaktion:	Der Dirigent leitet das Spiel, gibt Tempo und Einsätze vor.

Alle Teilnehmer des Orchesters müssen die Regeln dieses Spieles beherrschen. Jeder muss wissen, wann er was, wie zu tun hat und in welcher Reihenfolge. Hat jemand sein Instrument nicht gestimmt oder einen Einsatz verpasst, so kann er das gesamte Stück empfindlich stören.

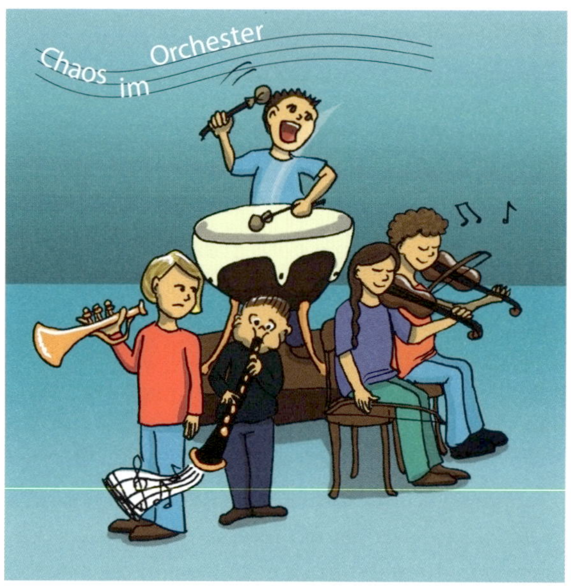

Weder im musikalischen noch im sprachlichen Kontext wird es lange dauern, bis die Dynamik eines quer laufenden Prozesses verebbt, indem er abgebrochen wird oder im unerträglichen Chaos endet.

Das Subtile daran ist, dass die Auswirkungen eines missglückten Starts erst einmal den Anschein machen, korrigierbar zu sein, oder zunächst gar nicht auffallen. Eine Korrektur ist zwar oft möglich; doch das gelingt nur, wenn Strategien zur Verfügung stehen, wie zum Beispiel das eigene Spiel zu stoppen und gezielt einen neuen Einsatz abzupassen.

Bei der Autismus-Spektrum-Störung scheinen solche Strategien häufig nicht zur Verfügung zu stehen und infolgedessen gelingt das Abpassen eines neuen Einsatzes nicht. Misslingt die Interaktion, wird neben dem fehlenden sachlichen Austausch auch die emotionale Gemeinsamkeit nicht erlebt. Man wird nicht Teil des Geschehens, obwohl man mittendrin ist.

Phase der Abrundung

In ähnlicher Weise, wie der Einschwingungsvorgang, der unter anderem dazu dient, die Interaktion zu starten, gibt es Prozesse der gegenseitigen Abstimmung, um Interaktionen zu beenden. So kann zum Beispiel ein Blick auf die Uhr der entscheidende Hinweis sein, dass das Gespräch beendet werden soll.

Beachtet wird dabei, ob das Hauptthema bereits abgeschlossen ist. Ist das der Fall, so kann für beide Gesprächspartner der Hinweis durch den Blick auf die Uhr, die Abrundung des Gespräches starten. Beide werden gemeinsam zum Small Talk übergehen und das Gespräch beenden.

Ist das Hauptgesprächsthema noch nicht beendet, wird möglicherweise einer der Gesprächspartner durch verschiedene Interventionen versuchen, das Gespräch auf jeden Fall aufrechtzuerhalten. Auf der Verhaltensebene geschieht das zum Beispiel, indem schneller oder lauter gesprochen wird. Wir benutzen aber auch verbales Feedback, indem wir mitteilen, was uns bewegt. So beispielsweise die Frage, wie viel Zeit der andere noch habe, weil man das Thema heute noch unbedingt zu Ende besprechen müsse. Das gibt beiden Beteiligten die Möglichkeit zu planen und das Gespräch strukturiert zu beenden.

Erkennt oder verwendet jemand diese Prozesse nicht, wird es problematisch. Das Gespräch endet dann vielleicht abrupt und hinterlässt beim Gesprächspartner das Gefühl, nicht gemocht zu werden. Manchmal beschäftigt uns ein solcher Eindruck sehr viel mehr oder auch nachhaltiger als das Gespräch selbst. Es ist also in jeder Phase der Interaktion wichtig, alle Ebenen der Kommunikation zu erkennen und zu beherrschen.

Vielleicht ist das gedankliche Nacharbeiten einer erlebten Interaktion ebenso wichtig wie die Interaktion selbst. Hier werden möglicherweise Bewertungen und Bedeutungen im Nachhinein ergänzt oder korrigiert.

Bedeutung der Isolation in Interaktionsprozessen

Zieht sich diese Form der im vorhergehenden Kapitel beschriebenen Problematik der Interaktion durch das Leben eines Betroffenen, scheint es erklärbar, warum Menschen mit Autismus auch häufig zu emotionalen „Überschwemmungen“ neigen, die sich beispielsweise in Wutattacken äußern können. Schumacher, Calvet und Reimer (2013, S. 79) beschreiben hierzu eine musiktherapeutische Intervention der Affektabstimmung:

„Ein über die Imitation, Spiegelung und Empathie hinausgehendes Verhalten, das normalerweise unbewusst, beinahe automatisch erfolgt.“ Das Ziel der Affektabstimmung ist eine Verbindung der seelischen Zustände herzustellen und „der Gemeinsamkeit des inneren Erlebens Ausdruck zu verleihen“ (Stern, 1992, S. 204).

Die Abstimmung eines Affektes zwischen Menschen, also die Verbindung ihrer seelischen Zustände, eröffnet die Möglichkeit, dem inneren Erleben Ausdruck zu verleihen. Der Begriff „Ausdruck verleihen“ meint das Ausgestalten des Erlebten, also beispielsweise durch Erzeugen von Klängen oder Bewegung.

Es gibt therapeutische Interventionen, die darauf abzielen, solche Prozesse in Gang zu setzen, zu begleiten und die Ausgestaltung des inneren Erlebens zu unterstützen. Dadurch können neue Entwicklungsräume geschaffen werden, die dazu beitragen, Affekte wirksam zu verarbeiten. Schumacher, Reimer und Calvet (2013) nennen diese Intervention auch „Affektregulation“.

Durch solche gezielten Interventionen im musiktherapeutischen Prozess besteht dementsprechend die Chance, dem Problem der Isolation auf ganz eigene Weise zu begegnen und hier eine besondere Hilfestellung anzubieten. Eingebettet in einen geschützten therapeutischen Rahmen kann dies im eigenen Tempo und mit angepasstem Material geschehen.

Das von Henk Smeijsters (vgl. 2006, S. 104) beschriebene „Analogie-Prozessmodell“ ermöglicht, über eine Veränderung des musikalischen Verhaltens auch eine Veränderung des zwischenmenschlichen Verhaltens zu fördern. Das gelingt durch die Idee, dass der Mensch innerhalb der Therapie und im Umgang mit dem Medium Musik ebenso handelt, wie außerhalb der Therapie (Übersetzung durch die Autorin).

Die gelungene Interaktion zwischen Menschen hat wichtige Funktionen für die gesamte Entwicklung und für ein gesundes Leben. Die Ausdrucksfähigkeit spielt dabei eine wichtige Rolle, denn durch sie wird Gemeinsamkeit erst möglich.

Kommunikationsmodell von Friedemann Schulz von Thun

Friedemann Schulz von Thun entwickelte ein „Vier-Seiten-Modell", das anschaulich beschreibt, auf welchen Ebenen Menschen miteinander kommunizieren und inwiefern die Beziehung zum anderen in diesen Prozessen eine Rolle spielt.
Die daraus entstehenden vier Ebenen bezeichnet Schulz von Thun als vier „Seiten einer Nachricht" (vgl. Schulz von Thun, 1981, S. 25 ff.):

- der Appell („wozu ich den anderen veranlassen möchte"),
- die Selbstoffenbarung („was ich über mich mitteile"),
- die Beziehung („wie wir zueinander stehen") und
- die sachliche Information („über was wir reden").

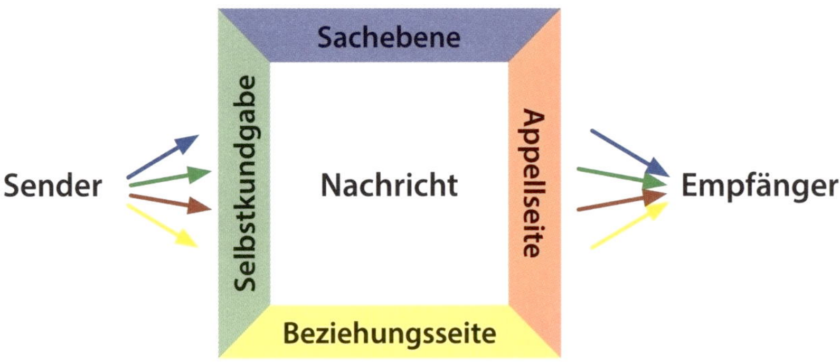

[4] angelehnt an: Schulz von Thun, Friedemann: Miteinander Reden 1: Störungen und Klärungen, Rowohlt Verlag, Reinbeck, 1981.

Die Kommunikation verläuft optimaler Weise in beide Richtungen und auf allen Ebenen synchron. Im Idealfall kommt also das, was NA1 (NA steht hier für Nicht-Autist) losschickt (siehe nachfolgende Tabelle) auch in vollem Umfang bei NA2 an und wird entsprechend beantwortet. Je nachdem, welche Prioritäten die Ebenen haben, richtet sich die Antwort des Gegenübers darauf.

Wenn Menschen untereinander Nachrichten austauschen, schwingen immer auch andere Botschaften mit. Diese sind in der Tabelle im Mittelfeld dargestellt.

NA 1	Ebenen der Botschaft	NA 2
	← Appell →	
	← Selbstoffenbarung →	
	← Beziehung →	
	← Sachinfo → Bezieht die Situation mit ein	

Störungen in der Kommunikation werden durch Missverständnisse von Sender und Empfänger in den vier Ebenen begünstigt. Diese Missverständnisse können wiederum zu Konflikten führen.

Schulz von Thun erweiterte sein „Vier-Seiten-Modell“ zu einem „Vier-Ohren-Modell“. Hier steht ein Ohr für die Deutung einer der vier Aspekte:

- Appell-Ohr
- Selbstoffenbarungs-Ohr
- Beziehungs-Ohr
- Sach-Ohr

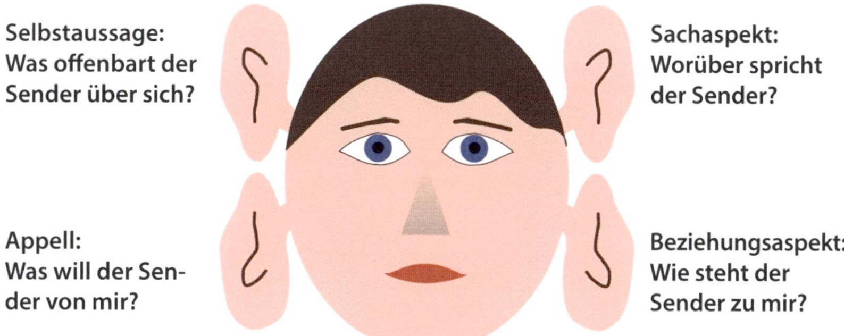

[5] angelehnt an: Schulz von Thun, Friedemann: Miteinander Reden 1: Störungen und Klärungen, Rowohlt Verlag, Reinbeck, 1981.

Beispiel: Löwenkäfig

Das Kind gerät aus seiner Sicht in Gefahr und gibt auf den vier Ebenen folgende Botschaften an die Mutter weiter:

Kind	Ebenen der Botschaft	Mutter
Beschütze mich	Appell →	
Ich bin hilflos	Selbstoffenbarung →	
Du tust alles für mich	Beziehung →	
Ich bin in Gefahr	Sachinfo → Bezieht die Situation mit ein	

Nun muss die Mutter auf die Botschaften entsprechend reagieren. Da Mutter und Kind wahrscheinlich in ähnlicher Weise den Appell „Beschütze mich" als Priorität bewerten, können sie sich von da ausgehend auf eine gemeinsame Handlungsebene begeben.

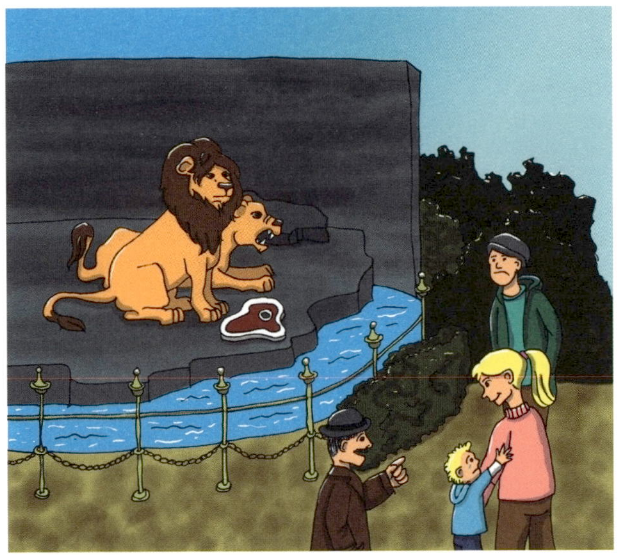

Kind gibt im Löwenkäfig Appell „Beschütze mich!"

Das Kind lässt sich trösten, beruhigen und körperliche Nähe zu (umarmen, kuscheln). Durch die Handlung der Mutter erfolgt das gewünschte Resultat, nämlich eine Angstreduktion des Kindes.

Die Autismus-Spektrum-Störung im Kommunikationsmodell

Anders verläuft die Kommunikation, wenn ein Gesprächspartner eine Störung aus dem Autismus-Spektrum hat. Diese Störung kennzeichnet sich durch eine Beeinträchtigung in der Kommunikation sowie der sozialen Interaktion.

Vielleicht kann man sich das so vorstellen, dass der Austausch verschiedener Botschaften teilweise oder ganz blockiert ist. Ein Nicht-Autist (NA) schickt wie gewohnt Botschaften auf allen Ebenen an einen Menschen mit Autismus-Spektrum-Störung (ASS). Doch durch die Störung kommen diese Botschaften nicht so an, wie sie es tun sollten.

In der folgenden Tabelle symbolisiert die dicke Linie den „Störungsbereich". Das soll nicht bedeuten, dass hier gar nichts ankommt, sondern kann auch heißen, dass die Botschaften zwar wahrgenommen, aber nicht richtig verarbeitet werden. Möglicherweise ist auch „nur" die Wechselseitigkeit nicht gegeben.

NA	Ebenen der Botschaft	ASS
	Appell →	
	Selbstoffenbarung →	
	Beziehung →	
	← Sachinfo → Bezieht die Situation mit ein →	Kann die Situation nicht platzieren

Mittlerweile ist bekannt, dass das Gehirn von autistischen Menschen anders funktioniert. Man vermutet, dass die Wahrnehmung von Reizen und deren Verarbeitung abweicht, doch hier wird noch weiter geforscht.

Das bedeutet im Resultat, dass die Sachebene möglicherweise die einzige Information sein könnte, die der Betroffene zumindest in ähnlicher Weise wie sein Gegenüber verwerten und beantworten kann. Die Botschaften, die nicht empfangen oder verarbeitet werden konnten, stehen nun bei der Beantwortung der Kommunikationsebenen wahrscheinlich auch nicht zur Verfügung.

Die Beantwortung der Kommunikationsebene könnte in diesem Sinne „fehlen" oder „falsche" Botschaften enthalten, die nicht zu den anderen Ebenen passen. Doch sowohl das Fehlen von Informationen wie auch die Verarbeitung „unpassender" Botschaften ist für Menschen mit und ohne Autismus ungewohnt und so kommt es, dass diese möglicherweise durch eigene Ideen und Interpretationen ergänzt und geordnet werden.

Dieses Phänomen ist in der nachfolgenden Tabelle dargestellt, wobei die dicke Linie wieder den Störungsbereich der Ebenen zeigt.

ASS	Ebenen der Botschaft	NA
	Appell ← Info fehlt oder passt nicht →	interpretiert
	Selbstoffenbarung ← Info fehlt oder passt nicht →	interpretiert
	Beziehung ← Info fehlt oder passt nicht →	interpretiert
bezieht sich nur teilweise auf die Situation	← Sachinfo → Situationsinfo reicht nicht oder passt nicht in den Kontext/Interpretation	Vermisst den Kontext, ergänzt Fehlendes um synchrone Informationen zu bekommen

Das „Fehlen" oder Senden „falscher" Botschaften haben Konsequenzen auf die Reaktionen der Umwelt. Das Kind zeigt keine Angst, es wirkt entspannt und infolgedessen erkennt die Mutter keinen Handlungsbedarf. Sollte es Angst empfinden, so wird ihm in dieser Situation nicht geholfen, da es die entsprechenden Botschaften nicht sendet. Das Kind zeigt keine Angst und daher beachtet die Mutter es auch nicht.

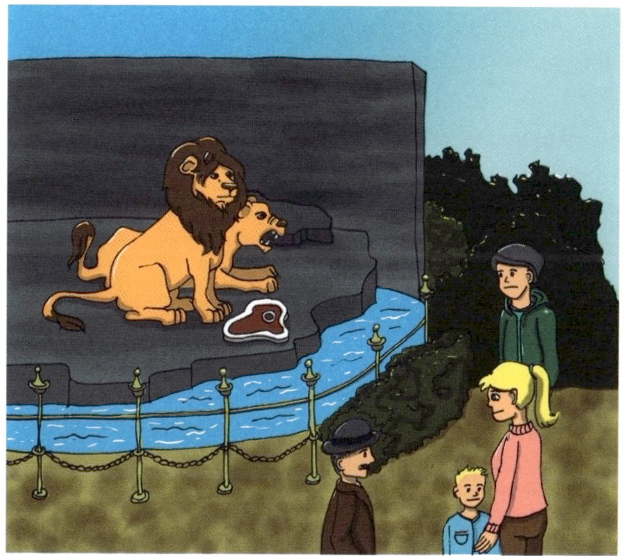

Kind zeigt keine Angst im Löwenkäfig, Mutter beachtet es nicht

Wahrnehmungs- und Verarbeitungsprobleme auf den Kommunikationsebenen

In diesem Abschnitt werden die vier Kommunikationsebenen von Schulz von Thun (vgl. Schulz von Thun, 1981, S. 25 ff.) direkt auf Menschen mit einer Autismus-Spektrum-Störung bezogen. Dabei werden die Wahrnehmungs- und Verarbeitungsprobleme von Botschaften aufgezeigt:

Sachaspekt:
worüber man spricht
(„Sachinhalt", „Worüber wird informiert")

Viele Menschen mit Autismus (Asperger-Syndrom) können den sachlichen Aspekt gut verwenden, sie sammeln Fakten und Informationen und können diese auch sprachlich mitteilen. Manche verfügen über ein äußerst umfangreiches Vokabular. Das Problem ist manchmal, dass Begriffsdefinitionen auch alltäglicher Dinge nicht richtig erfasst wurden und Worte daher im falschen Kontext verwendet werden. Das betrifft vor allem auch Äußerungen zu Gefühlslagen.

Aspekt der Selbstaussage des Sprechers:
was der Sprecher über sich selber offenbart
(„Selbstoffenbarung", „Was ich von mir selbst kundgebe")

Interessant ist im Bereich der „Selbstoffenbarung", dass Menschen mit Autismus sich möglicherweise aufgrund ihrer veränderten Wahrnehmung häufig nicht damit auseinandersetzen können, „dass" und „was genau" sie über sich mitteilen. Sie sind sich ihrer Wirkung oft nicht bewusst und sehen sich auch in Anbetracht geäußerter Kritik von Anderen, häufig nicht in der Lage, diese zuzuordnen oder ihr Verhalten so zu verändern, dass keine weitere Kritik folgt.

Ihr Verhalten ist unterschiedlich stark abweichend von dem, was erwartet wird. Das betrifft beispielsweise den Bereich des „Zeigens von Gefühlen" oder sich „beteiligt" zu verhalten. Viele Menschen mit Autismus können mit entsprechenden Aufforderungen oder Kritiken nicht viel anfangen, weil sie beispielsweise keine Vorstellung davon haben, wie man „beteiligt" wirkt. Sie müssten sich ein solches Verhalten erst theoretisch erarbeiten und könnten es nicht so natürlich einsetzen, wie es ihre Mitmenschen tun.

Beziehungsaspekt:
was an der Art der Nachricht über die Beziehung offenbart wird
(„Beziehung", „Was ich von dir halte oder wie wir zueinander stehen")

Der Beziehungsaspekt setzt grundlegende Fähigkeiten im Bereich der Interaktion voraus, die dazu beitragen, dass die Beziehung von beiden Seiten erlebt und gestaltet werden kann.

Wie bereits beschrieben, liegt bei der Autismus-Spektrum-Störung genau hier eine Beeinträchtigung vor. Unterschiedliche Wahrnehmung, ungleichwertige Prioritäten oder auch veränderte Prozesse in der Reizverarbeitung beeinträchtigen diesen Aspekt. Die emotionale Abstimmung, die zwischen Menschen stattfindet, ist gestört bzw. wird nicht beantwortet und bietet dem Gegenüber einen weiten Raum der Interpretation. Wenn die Anwendung der Kommunikationskomponenten nicht beherrscht wird, kommt es in diesem Bereich zu falschen Signalen, die dann wiederum vom Gegenüber entsprechend beantwortet werden. So zum Beispiel mit Wut über die Gleichgültigkeit des Anderen.

Appell:
das, zu dem der Empfänger veranlasst werden soll
(„Wozu ich dich veranlassen möchte")

Das Wahrnehmen und Anwenden eines Appells setzt voraus, dass Abstimmung aufeinander und in Wechselseitigkeit stattfindet. Ein unbeachteter Appell kann beispielsweise für großen Ärger sorgen, weil das die Beziehung der Gesprächspartner belastet. Ein falscher Appell kann ungewollte Reaktionen, emotionale Zustände und Handlungen auslösen. Ein Appell kann ein großes Risiko darstellen, wenn man die Art und Weise des Einsatzes nicht beherrscht.
Viele Menschen mit Autismus müssen darüber informiert werden, dass sie Appelle senden oder missachten, sie nehmen dies oft nicht wahr oder

deuten falsch. Es kommt zu unpassenden oder eben auch zu fehlenden Handlungen. Die Erwartungen Anderer werden nicht erfüllt, da scheinbar niemand eine Erwartung geäußert hat.

Insgesamt kann man vielleicht nun verstehen, warum Interaktionsprozesse verebben oder auseinanderlaufen. Wenn das Kommunikationsmodell nicht in allen Bereichen beherrscht wird, kann das gesamte System nicht funktionieren. Weil die soziale Interaktion und Kommunikation bei der Autismus-Spektrum-Störung betroffen ist, funktioniert das „Vier-Seiten-Modell" bei Menschen mit Autismus vielleicht auf ganz andere Weise „anders" als bei Menschen ohne Autismus.
„Kommunikation gelingt, wenn auf beiden Ebenen und bei beiden Kommunikationspartnern Einigkeit über den Inhalts- und Beziehungsaspekt herrscht. Sie misslingt, wenn ein Kommunikationspartner unterschiedliche oder gegensätzliche Botschaften sendet, oder wenn der andere Kommunikationspartner einen der beiden Aspekte anders interpretiert" (Wanzel, 2010, S. 148).

Beispiel: Monopoly-Spiel

Missverständnisse zwischen Emil (autistischer Jugendlicher) und seiner Therapeutin beim Monopoly-Spiel.

Situation: Emil (15 Jahre) nimmt sich mitten im Spiel und ohne ersichtlichen Grund einfach Geld aus der Monopoly Bank.

Therapeutin fragt (verdutzt): „Was war das denn? Wieso nimmst du dir Geld raus?"
Emil lacht.

Therapeutin (gereizt): „Willst du schummeln?"
Emil lacht.

Therapeutin (sauer, gibt Feedback): „Wenn du lachst, denke ich, du willst mich ärgern!"
Emil lacht: „Nein, will ich nicht."

Therapeutin (vertraut auf das gesprochene Wort): „Ok, dann sag mir, warum du Geld aus der Bank genommen hast."
Emil: Lachen verändert sich in Lächeln (schildert Beobachtung): „Du hast eben auch Geld rausgenommen."

Therapeutin (entspannt, versteht das Problem): „Ja, das stimmt, aber ich habe vorher auch etwas reingetan, ich habe gewechselt!"
Emil (nun ernst): „Oh, das wusste ich nicht."

Therapeutin (definiert den Begriff „wechseln"): „Ich habe fünf 100 € Scheine reingetan und einen 500 € Schein rausgenommen, das ist der gleiche Wert."
Emil (versteht sein Fehlverhalten): „Ach so! … Entschuldigung!"

Emil gibt das Geld zurück.

Emil hatte zwar schon häufig seinen Platz in der Schule „gewechselt" dies jedoch nicht mit dem „Tausch gleicher Dinge in anderer Form" in Verbindung gebracht. Schließlich saß er danach wonanders. In diesem Beispiel wird deutlich, dass Emil nicht nur den Zusammenhang von Handlungen nicht wahrgenommen hat, sondern dass seine fehlende Begriffsklarheit zusätzlich mit unpassenden emotionalen Botschaften kombiniert wurde.

Begriffe aus dem alltäglichen Wortschatz werden im falschen Kontext verwendet, wurden nicht verstanden oder mit „unpassenden" emotionalen Botschaften gekoppelt. Während Kinder in Phasen der Wortschatzerweiterung alle neuen Begriffe in verschiedensten Situationen ausprobieren und so ihre volle Bedeutung erfahren (auf Basis eines funktionierenden Kommunikationsmodells), kann das bei Kindern mit Autismus sehr störungsgeladen verlaufen. Viele entwickeln ein „wortwörtliches" Sprachverständnis, das sich vermutlich vorwiegend auf die Sachebene bezieht. In ihrem Lernverhalten kann der Bereich Apell, Selbstoffenbarung und Beziehung möglicherweise nicht ausreichend mit berücksichtigt werden. Doch Worte sind meist nicht „für sich“ zu nehmen. Ihre Bedeutung erschließt sich immer zusätzlich aus dem situativen Kontext, aus der Abstimmung der Gesprächspartner und den nonverbalen Botschaften, manchmal sogar aus einer vorherigen Situation heraus oder auf eine, die noch in der Zukunft liegt.

Wir kommunizieren abhängig von den Teilnehmern eines Gespräches unterschiedlich, es gibt so viele Variablen, dass es kaum möglich sein kann, diese mit erlerntem Verhalten zu kompensieren. Eine veränderte Tonlage kann beispielsweise ein Statement in Ironie oder eine Frage zur Anklage verwandeln. Genauso gut kann damit eine genervte emotionale Stimmung zum Ausdruck gebracht werden, die sich auf die Person, eine Situation oder auch auf innere Prozesse (z. B. Kopfschmerzen) beziehen kann.

Die Zuordnung und Bewertung von solchen Prozessen funktioniert im Alltag gut – vorausgesetzt alle wissen wie es geht. Im Zweifelsfall gibt es Methoden um Unklarheiten zu beseitigen (zum Beispiel durch Nachfragen) die jedoch auch abhängig von Situation und emotionaler Zustände kontraproduktiv wirken können.

Autistische Kommunikationsebenen

Der Mensch kommuniziert mit dem ganzen Körper. Viele Botschaften, die Teilweise auch völlig unbewusst verwendet werden, sind Teil des zwischenmenschlichen Austauschs. Was wir empfangen und senden, spielt sich auf ganz verschiedenen Ebenen ab und beinhaltet beispielsweise die Art der Sprache (Sprachfluss, Tempo) und Betonung sowie auch den verwendeten Wortschatz und die Gerichtetheit (wen meinen wir?). Genauso wichtig wie die Sprache sind jedoch auch die Botschaften des Körpers wie beispielweise die Blickrichtung, Körperhaltung, Mimik und Gestik.

Das Zusammenspiel aller Botschaften ermöglicht es, Schlussfolgerungen zu ziehen mit denen der weitere Kontakt gestaltet wird. Diese Schlussfolgerungen beziehen sich nicht selten auf den emotionalen Zustand, die zwischenmenschliche Beziehung sowie auch die Absichten unseres Gegenübers. Normalerweise werden die Botschaften unbewusst kombiniert und führen „intuitiv" zu den richtigen Schlussfolgerungen.

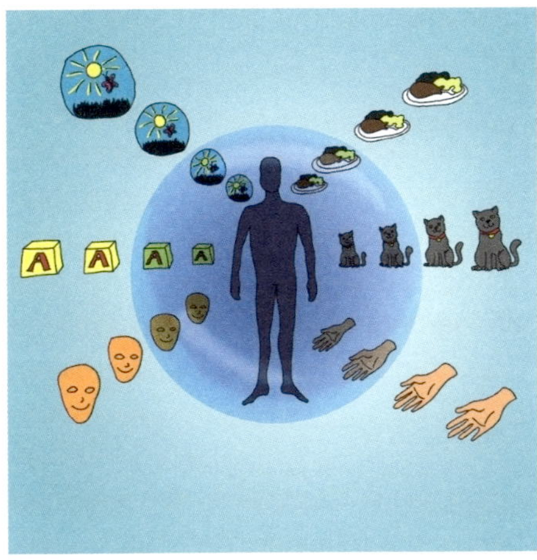

Botschaften werden zu Schlussfolgerungen kombiniert

Diese Rückschlüsse oder Kombination der Botschaften scheinen sich in inneren Prozessen der Wahrnehmung und Wahrnehmungsverarbeitung zu formen. So kann man im Bereich der Sprache neben Sprachfluss und Tempo beispielsweise auch den Tonfall, die Klangfülle (Klang der Stimme) sowie Betonung und den verwendeten Wortschatz mit einbeziehen.

Weiter spielen auf der nonverbalen Ebene auch körperliche Aspekte eine Rolle, wie Blickrichtung, Körperhaltung und die Art der Zuwendung. In der Interaktion dienen sie unter anderem auch der Bewertung der „Relevanz" oder „Aufmerksamkeit", die uns jemand zukommen lässt. Besonders fehlender Blickkontakt wirkt hierbei irritierend, dieser kann schnell als „Desinteresse", „Ignoranz" oder „Vermeidung" interpretiert werden. Ein falscher Abstand zum Gesprächspartner oder eine „nicht auf den anderen gerichtete" körperliche Zuwendung im Gespräch können emotionale Irritationen hervorrufen. Sie geben möglicherweise Anlass die Präsenz (Maß der Anwesenheit) des anderen anzuzweifeln und hebeln dadurch oft inhaltliche Themen aus, da die Beziehungsebene gestört ist.

Zu beachten ist auch der Bereich der Selbstfürsorge, der in diese Strukturen mit einfließt. Hierunter fallen beispielsweise auch die Körperpflege und die damit verbundenen Erwartungen. Es macht einen Unterschied ob jemand sich „für andere“ herrichtet, normal pflegt oder verwahrlost. Bei letzterem könnte die Priorität von Interaktionsprozessen beispielsweise unausgesprochen darauf fokussieren, herauszufinden, ob mit dem anderen alles in Ordnung ist.

Auch soziale Rangordnungen nehmen eine wichtige Rolle in der Bewertung von Interaktionsprozessen ein.

Die Kombination aus solchen und sicherlich noch viel mehr Botschaften, die hier nicht alle aufgeführt werden, sorgen dafür, dass wir Interaktionsprozesse mit jeder Person individuell und sehr facettenreich gestalten können. Insofern ist der Begriff „richtige Schlussfolgerungen“ vielleicht nicht optimal. Gemeint sind Schlussfolgerungen, die den Interaktionsprozess gemeinsam und gleichwertig erlebbar machen und alle Beteiligten weiterbringen.

Da diese Verarbeitungsprozesse normalerweise nicht willentlich gesteuert werden oder irgendwie beeinflussbar zu sein scheinen, stellt sich im Hinblick auf Menschen mit Autismus die Frage, welche Auswirkungen Störungen in Wahrnehmung und/oder Verarbeitung von solchen Botschaften auf die Interaktion mit anderen haben können. Was also geschieht, wenn man z. B. nur einen Teil einer Botschaft wahrnimmt, oder ganz andere Zusammenhänge verknüpft?

Vielleicht kann man sich das so vorstellen, dass Menschen mit Autismus einen besonderen Filter haben, der beispielsweise unterschiedlich durchlässig ist und durch fehlende Informationen oder eine andere Art der Verknüpfungen zu Schlussfolgerungen führt, die die Interaktion nicht weiterbringen können. Sie resultieren möglicherweise in einer ganz eigenen Welt des inne-

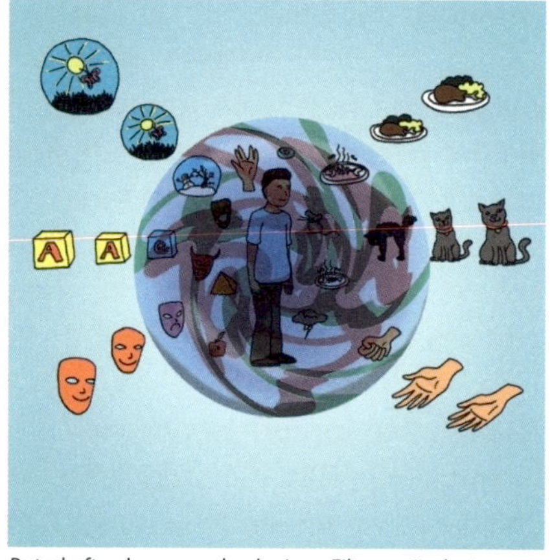

Botschaften kommen durch einen Filter verändert an

ren Erlebens zu der andere zu wenig Zugang finden, um eine mögliche Wechselseitigkeit aufrecht zu erhalten. Das innere Erleben, wie es auch immer aussehen mag, bildet jedoch das Fundament der Kommunikation und Interaktion.

Die Situation als Teil der sozialen Interaktion

Mit „Situation" ist erst einmal der Ort gemeint, an dem wir uns befinden. Hinzu zählen auch Umweltfaktoren und Rahmenbedingungen wie beispielsweise, ob es beengt ist oder die Anwesenheit anderer Personen in erreichbarer Nähe. Des Weiteren ist auch wichtig, was wir tun, mit wem wir zusammen sind und warum.

Manche Situationen sind von uns selbst gewählt, andere müssen wir durchleben, ob wir wollen oder nicht. Das Erleben verschiedener Situationen kann für unsere Entwicklung sehr bedeutsam oder auch sehr schädigend sein (beispielsweise bei Gewalterfahrungen). Das erfolgreiche Bewältigen von Situationen hilft uns, für die Zukunft zu lernen und bringt uns dadurch in unserer Entwicklung weiter. Passen alle Faktoren einer Situation zusammen, so kann diese als „in sich passend" erlebt werden, unabhängig davon, ob die Situation gut oder schlecht für uns ist. Wichtig ist, dass die Situation von den Beteiligten zumindest in ähnlicher Weise erlebt wird, sonst kann kein Austausch darüber stattfinden. Störungen in der Wahrnehmung und im Erleben können sich also ungünstig auf die soziale Interaktion auswirken.

Menschen mit einer Autismus-Spektrum-Störung scheinen, wie bereits besprochen, Situationen häufig anders wahrzunehmen. So erkennen sie möglicherweise andere Zusammenhänge dadurch, dass sich ihre Wahrnehmung vielleicht eher auf sachliche als auf soziale Aspekte richtet. Da unser persönliches und individuelles Erleben einer Situation offenbar eine große Rolle dabei spielt, wie wir miteinander kommunizieren, ergibt sich aus einer unterschiedlichen Wahrnehmung heraus auch eine unterschiedliche Ausgangslage für die Gesprächspartner. So befindet man sich zwar offensichtlich in „derselben" Situation, erlebt aber etwas ganz anderes als der andere. Im Gespräch ergibt sich daraus das Problem, dass sich die Interaktion nicht aufeinander abstimmen kann. Doch die unterschiedliche Ausgangslage offenbart sich nicht so deutlich, dass das Problem erkannt wird. Oft dauert es eine Weile bis die Gesprächspartner bemerken, dass man irgendwie „nicht auf einer Welle" ist oder der andere den Kern des

Gespräches nicht erfasst. Auch hier gelingt es oft nicht die Schwierigkeiten greifbar zu machen, da dieser Prozess äußerst subtil verläuft.

Im folgenden Beispiel wird deutlich, wie verwirrend die Klärung der Situation sein kann, wenn beide Gesprächspartner (hier: Emil und Therapeutin) unterschiedliche Wahrnehmungsschwerpunkte haben.

Situation aus Emils Sicht (eher sachlich): Er kommt zur Therapiestunde, wie jede Woche. Es ist abgesprochen, dass heute nochmal in die Stadt gegangen wird.

Situation aus Sicht der Therapeutin (eher sozialer Kontext): Vorbereitung eines Stadtganges, nachdem Emil beim letzten Mal über eine rote Ampel gelaufen war, die er offenbar übersehen hatte. Passanten, wie auch der Autofahrer, hatten sich nach dem „beinahe Unfall" erschrocken erkundigt, ob alles in Ordnung sei. Nach diesem Vorfall besteht Gesprächsbedarf hinsichtlich des Verhaltens im Verkehr.

Therapeutin (hat den Vorfall im Hinterkopf und möchte ohne weitere Übergänge daran anschließen): „Emil, wir gehen gleich in die Stadt, was hatten wir beim letzten Mal besprochen?"
Emil (inhaltliche Überlegung; Was wurde besprochen?): „Hm…, wir haben über die Schule gesprochen und dann sind wir ein Eis essen gegangen."

Therapeutin (meint etwas ganz bestimmtes!): „Ja, richtig Emil. Erinnerst du dich noch daran, was nach dem Eis essen passiert ist?"
Emil (sachlich; Was ist nach dem Eis essen passiert?): „Ja, wir sind danach an meiner Schule vorbeigegangen, da soll die ganze Straße aufgerissen werden."

Therapeutin (ungeduldig; sie möchte, dass er endlich „auf den Punkt" kommt): „Später Emil, als du über die rote Ampel gelaufen bist."
Emil (sachlich; kann sich an die Situation erinnern): „Ach so, am Kuhtor war das. Das blaue Auto hat mich fast getroffen."

Therapeutin (zieht wieder den sozialen Kontext heran): „Genau Emil, der Autofahrer hatte sich sehr erschrocken und war froh, dass dir nichts passiert ist. Deswegen haben wir abgesprochen, dass du immer, bevor du eine Straße überquerst nochmal am Kantstein stehen bleibst und schaust, ob eine Ampel oder ein Zebrastreifen da ist."

Die verschiedenen Ausgangslagen führen dazu, dass die Therapeutin ihre eigentliche Frage gar nicht stellt. Im Prinzip möchte sie nur von Emil hören, dass er den Vorfall nicht vergessen hat und sich an die abgesprochene Regel halten wird. Doch diese Antwort kann er ihr nicht geben, weil sie ihn mit ihren Fragen auf der sachlichen Ebene in eine andere Richtung leitet. Während sie also erwartet, dass er sich auf die gleiche Situation bezieht wie sie selbst, ist er mit der Beantwortung ihrer inhaltlichen Fragen beschäftigt. So schafft es Emil nur schwer „auf den Punkt" zu kommen.

Das Bemerken dieser fehlenden Abstimmung kann Prozesse der Korrektur auslösen. So versucht einer der Beteiligten beispielsweise herauszufinden „wo" sich der andere gerade befindet, um einen neuen Anknüpfungspunkt zu finden. Das kann das Gespräch noch mehr verstören. Stellen wir uns vor, die Therapeutin hätte eine Gegenfrage, wie z. B. „Was denkst du denn, was ich meine?" gestellt. Das hätte Emil in eine noch schwierigere Lage gebracht. Denn damit wäre zusätzlich noch ein Perspektivenwechsel verlangt, den Menschen mit Autismus-Spektrum-Störung oft nicht leisten können. Wie soll er denn wissen, was die Therapeutin denkt oder meint?

Dynamik von Gesprächsanteilen in der Interaktion

Um an der zwischenmenschlichen Interaktion wirklich teilnehmen zu können, sollte man also möglichst alles genauso machen wie die anderen. Doch mit veränderter Wahrnehmung oder abweichenden Verarbeitungsprozessen im Gehirn ist das eben nicht so einfach möglich. In vielen Fällen wird die Kommunikation beispielsweise auch einfach nur durch ein schlechtes Timing beeinflusst. Während der eine noch Frage und Antwort verarbeitet, ist der andere schon drei Gedankengänge weiter. Verzögerte Reaktionen fordern ihr Gegenüber häufig, ohne es zu wollen, zu weiteren Erklärungen oder Nachfragen auf. Das sorgt erst Recht für einen Bearbeitungsstau.

Menschen mit Autismus haben sich nicht absichtlich für die andersartige Wahrnehmung entschieden, sie sind damit zur Welt gekommen. Aus diesem Grund sprechen wir auch von einer Beeinträchtigung, denn die Abweichung verhindert, es „einfach wie die anderen" zu machen. In der Folge können Betroffene nicht in vollem Umfang am zwischenmenschlichen Miteinander teilhaben.

Das „Gehindert werden" am Mitschwingen in diesen Prozessen zeigt sich im Alltag autistischer Menschen häufig als extrem kraftraubend und verbindet sich nicht selten mit Frustration über zahlreiche ungewollte Konflikte, die sie nicht zu lenken vermögen. Eine Vermeidungsstrategie scheint unter diesem Aspekt nicht nur nachvollziehbar, sondern auch am ehesten erfolgsversprechend zu sein:
Kein Kontakt = kein Konflikt!

Doch diese Strategie geht leider oft nicht auf, denn auch die Abwesenheit hat, abhängig von der Situation, einen großen Aussagewert. Da auch autistische Menschen sich nicht jeglicher Art der Kommunikation und Interaktion entziehen können und wollen, lohnt es sich hier noch einmal genauer hinzusehen. Anhand eines kleinen Modells soll gezeigt werden, wie Interaktion vor allem auf der Gesprächsebene gestaltet wird.

In Gesprächen mit Emil (12 Jahre alt) und seinen Eltern zeigte sich dieser oft so aufgeregt, dass sogar Auszeiten eingeführt werden mussten, die Emil Gelegenheit gaben sich in Gesprächen wieder zu regulieren. Obwohl Emil dies gut umsetzen konnte und auch zuverlässig wieder in die Gespräche zurückkehrte, gipfelten die Gespräche weiterhin auch immer wieder in Wutanfälle, die selbst für Emil nicht wirklich erklärbar waren. Zunächst bestand die Vermutung, dass Emil eventuell inhaltlich mit den Themen überfordert war, da die Wutanfälle vor allem in Konfliktsituation auftraten. Dies stimmte jedoch nur bedingt, denn in einem solchen Gespräch gelang es Emil sein Problem in Form einer Frage zu formulieren, was die Therapeutin dazu veranlasste, die für sie normalen Gesprächsstrukturen akribisch zu hinterfragen.

Das folgende Beispiel zeigt, dass Emil sich offenbar in Gesprächsverläufen nur sehr schlecht orientieren kann.

Emil hat folgendes Problem: Er hat Schwierigkeiten nach der Schule mit dem Bus nach Hause zu fahren, da dieser entweder überfüllt ist oder er 45 Minuten auf den nächsten Bus warten muss. Im Gespräch mit seiner Mutter und der Therapeutin wird nach Lösungen für dieses Problem gesucht. Emil selbst macht den Vorschlag, dass ihn doch seine Mutter von der Schule abholen könnte.

Im Folgenden wird ein kurzer Auszug aus dem Gespräch dargestellt:

Mutter: „Ich muss doch arbeiten, ich kann dich nur Montags und Dienstags abholen. Die anderen Tage geht es nicht."
Emil: „Dann warte ich die anderen Tage auf den Bus."
Mutter: „Ja, vielleicht müssen wir das so machen."

Therapeutin: „Gibt es die Möglichkeit mit anderen Eltern eine Fahrgemeinschaft zu bilden? Vielleicht gibt es noch andere Kinder die abgeholt werden."

Mutter: „Ja, ich könnte mal fragen, oder du fährst mit dem Fahrrad, Emil. Ich könnte auch die Oma fragen, ob sie dich an einem Tag abholen könnte."

Therapeutin: „Fahrrad ist eine gute Möglichkeit für die warme Zeit, aber im Winter muss man dann nochmal nach einer anderen Lösung schauen. Vielleicht klappt das ja wirklich mit der Oma."

Emil: „Du holst mich Montags und Dienstags ab, die anderen Tage warte ich auf den Bus."
Mutter: „Emil, das geht nicht, du kommst viel zu spät nach Hause."

Therapeutin: „Ich finde die Fahrgemeinschaft eine gute Idee, da sollte man wirklich mal nachfragen."

Emil (ungehalten): „Warum reden wir da immer wieder drüber, es gibt doch schon eine Lösung."

Mutter und Therapeutin schauen sich überrascht an: „Welche Lösung meinst du denn?"

Die Irritation von Mutter und Therapeutin besteht darin, dass sie sich offenbar an einem anderen Punkt des Gesprächs wie Emil befinden. Denn im Gegensatz zu ihm, sind sie noch nicht zu einem Ergebnis gekommen. Es stellt sich die Frage, wie so etwas innerhalb eines Gesprächs zustande kommen kann.

Um dieses komplexe Geschehen erklären zu können, ist die Dynamik des Gesprächsverlaufs zu untersuchen. Dazu muss zunächst einmal ganz allgemein betrachtet werden, welche Anteile sich in einem Gespräch ereignen können.

Bedeutung und Funktionen von Gesprächsanteilen und Abstimmungsprozessen

Im Folgenden werden die Funktionen und Bedeutung der Anteile in einem Gespräch ohne Anspruch auf Vollständigkeit erläutert. Die Beschreibungen wurden im Hinblick auf Emil und seiner oben beschriebenen Problematik, Gesprächen nicht folgen zu können, erstellt. Ziel war es, ihm deutlich zu machen an welchem Punkt im Gespräch sich jeder Beteiligte befand.

Gesprächsanteile

Problembeschreibung/Thema:
Die Beschreibung und Erklärung des Themas oder Problems geschieht oft zunächst in Form einer Zusammenfassung oder Frage. In Gesprächen kommen Teilnehmer immer wieder in diese Phase zurück, um beispielsweise nochmals genauer die Fragestellung zu erörtern oder anhand von Beispielen zu verdeutlichen, was der Kern ihres Anliegens ist. Auf diese Art wird das Problem noch einmal konkreter definiert und sichergestellt, dass der andere es auch verstanden hat. Dieser Aspekt wird durch andere Teilnehmer oft ((non)verbal) bestätigt und leitet damit den Übergang in eine andere Phase ein.

Brainstorming (unbewertete Ideen):
Das Brainstorming ist im Prinzip eine Form der geäußerten Assoziationen. Oft entwickeln sich spontane Ideen, die allerdings oft nicht alle Details der Problemstellung oder des Themas berücksichtigen. Das Brainstorming dient dazu, Ideen zu sammeln und diese dann gemeinsam weiter zu entwickeln, um zu einer Lösung zu kommen. Doch Brainstorming kann auch Assoziationen hervorrufen, die vom Thema wegführen und beispielsweise einen Wechsel in den Smalltalk oder auch Handlungen einleiten. Im Brainstorming werden häufig Überleitungssätze benutzt wie: „Ich habe da noch eine ganz andere Idee zu…", da den Beteiligten offenbar bewusst ist, das ihre Ideen spontan auftreten und von anderen nicht so schnell zugeordnet werden können. Sie sorgen dafür, dass der andere ihren Gedanken folgen kann.

Diskussion (Pro/Contra):
In der Diskussion werden, die im Brainstorming gesammelten Ideen, ausgearbeitet und möglicherweise auch kombiniert. Fehlende Informationen können eingeholt werden und die Vor- und Nachteile der einzelnen Ideen besprochen werden. Häufig finden sich hier auch Ideen zu anderen, ähn-

lichen oder bereits früher diskutierten Problemstellungen. Die Diskussion kann sich also auch von der Problemstellung entfernen, ohne dass das Gespräch endet und erneut sowohl ins Brainstorming, wie auch in den Small Talk übergehen. Hier findet häufig eine erste Bewertung von Ideen statt („das finde ich gut...") und damit auch ein Selektieren der besten Optionen.

Vorläufiges Ergebnis:
Hier findet eine Zusammenfassung der gefundenen Lösungen/Informationen statt, wie auch eine erneute Prüfung, ob die Ergebnisse zur Fragestellung oder zum Thema passen. Häufig werden Strukturen ergänzt, so z. B. in welcher Reihenfolge etwas erledigt werden könnte. Die emotionale Abstimmung der Beteiligten fokussiert, ob alle konform gehen und der Weg gemeinsam eingeschlagen werden kann. Hier besteht die Möglichkeit auch spontan auftretende diffuse Gefühle zu den gefundenen Lösungen zu formulieren (z. B.: „Ich fühle mich nicht wohl damit, weiß aber auch nichts Besseres") und damit wieder in eine der anderen Phasen überzuleiten.

Ergebnis:
Das ist die Beschlussphase. Aus den gefundenen Lösungen wird die Beste ausgewählt und sich untereinander verständigt, ob alle Beteiligten damit einverstanden sind. Hier können z. B. schriftliche, wie auch mündliche Vereinbarungen fixiert sowie auch Aufträge vergeben werden (z. B. wenn jemand einen anderen Informieren soll oder fehlende Information eingeholt werden sollen).

Small Talk:
Der Small Talk ist eine der wichtigsten Phasen eines Gespräches, die immer wieder zum Tragen kommt. Der Small Talk dient der emotionalen Abstimmung zwischen Menschen und ermöglicht ihnen einzuschätzen, wie es dem Anderen geht. Das ist besonders wichtig wenn Gespräche schwierig werden oder schon zu Beginn oder Ende eines Gespräches. Der Small Talk reguliert zwischenmenschliche Gefühlslagen, das heißt „richtig eingesetzt" hilft er Menschen sich zu entspannen, eine Verarbeitungspause einzulegen oder zum Beispiel auch die Belastbarkeit des anderen zu

erkennen. Ein Gesprächspartner kann dadurch spontan entscheiden, ob er ein weiteres schwieriges Thema anspricht oder lieber nicht. Dies sind unbewusste Prozesse, die nicht willentlich gesteuert werden, jedoch zu Konflikten führen, wenn sie nicht „richtig" eingebunden sind. Der Smalltalk kann auch dazu dienen einen Hinzugekommenen in das laufende Gespräch einzubinden.

Streit:
Von Streit wird dann gesprochen wenn die Gesprächspartner nicht nur unterschiedlicher Meinung sind, sondern dabei auch eine aggressive Grundhaltung einnehmen (z. B. durch das Verwenden von Drohgebärden). Die Lautstärke eines Gespräches könnte ein Hinweis dafür sein, ist aber nicht zwingend ein Indiz. Für Menschen mit Autismus ist es manchmal schwer zu unterscheiden, ob es sich um eine Diskussion, die „hitzig" aber trotzdem emotional reguliert verläuft, oder um einen Streit handelt.

Störungen:
Unter Störungen versteht man jegliche Einflussnahme von außen, die die Gesprächspartner von ihrem Thema abzubringen drohen. Dazu gehört beispielsweise, wenn das Telefon klingelt, etwas kaputt geht, jemand hinzukommt oder ähnliches.
Störungen können aber auch dadurch entstehen, dass Dritte ein Thema einbringen, das den Kern des Gespräches nicht erfasst. Dies kann geschehen, wenn beispielsweise jemand Assoziationen zu Worten hat, die vom eigentlichen Kernthema wegführen und das Gespräch in eine neue Richtung lenken.

In der folgenden Grafik ist zu erkennen, welche Gesprächsanteile Einfluss auf die Problemstellung und deren Bearbeitung nehmen können.

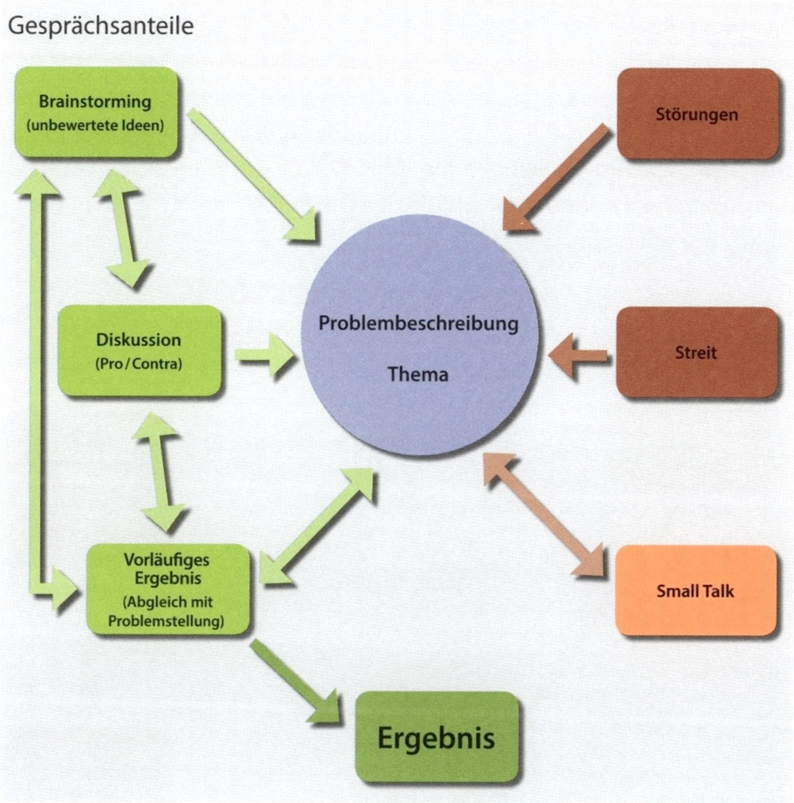

Die Problemstellung stellt den Kernbereich des Gespräches dar, sie kann sich jedoch im Hinblick auf z. B. Störungen vom Ursprungsthema wegbewegen und entsprechend neu definiert werden. Hierfür sind Prioritäten, die wir setzen, mitverantwortlich. Beispielsweise wird ein Thema schon dann (vorübergehend) verändert, wenn der andere „den falschen Ton" anschlägt. Erst wenn dies geklärt ist, kann das Ursprungsthema wieder weiterbearbeitet werden.

Einige der Gesprächsanteile bringen das Thema an sich nicht voran und sind hier orange/rot eingefärbt. Das soll nicht automatisch auch bedeuten, dass sie negativ zu verstehen sind, denn gerade der Smalltalk hat, wie oben erklärt, auch eine sehr wichtige Funktion. Die Pfeilrichtung zeigt an, dass diese Anteile Einfluss auf die Problemstellung haben können.

Die grün eingefärbten Anteile hingegen sind themenbezogen und in diesem Sinne zielführend. Sie stehen im Austausch mit der Problemstellung und entwickeln eine eigene Dynamik mit möglicherweise auch Überschneidungen der Anteile. Eine Ordnung der Prozesse und Inhalte ergibt sich häufig erst im vorläufigen Ergebnis. Das Ergebnis an sich stellt dann den zusammenfassenden Beschluss dar. Die Problemstellung ist an dieser Stelle abgeschlossen.

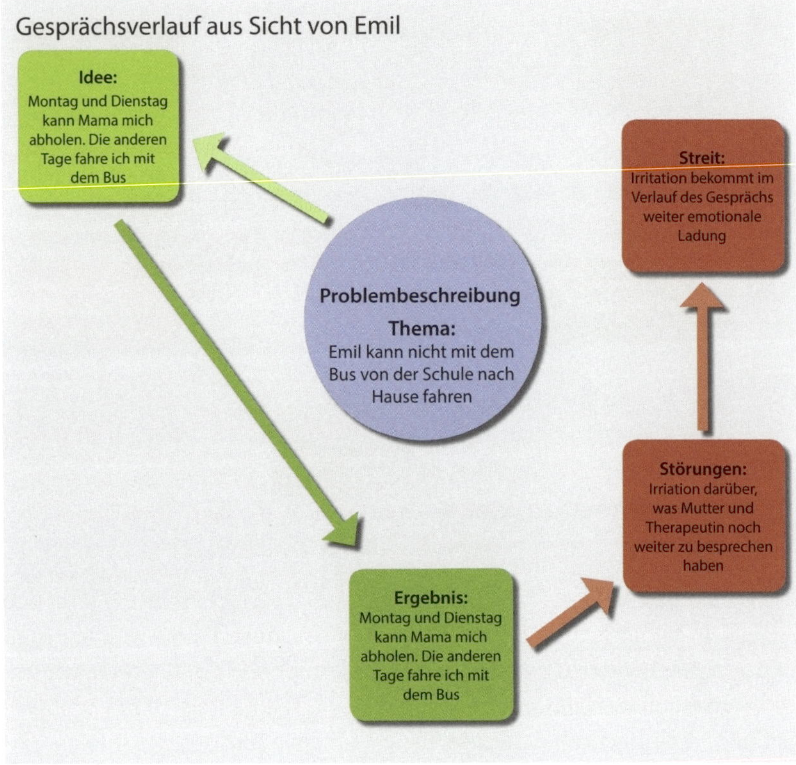

Für Emil schien der Weg von der Fragestellung bis zu einem Ergebnis zu kommen recht kurz. Nachdem für ihn die Frage geklärt war, konnte er nicht nachvollziehen warum sowohl seine Mutter, als auch die Therapeutin noch immer darüber sprachen. Dies führte zu Irritationen bei Emil, die sich im Verlauf des Gespräches dann weiter emotional aufluden.

Wie Mutter und Therapeutin das Gespräch erlebten zeigt die folgende Grafik:

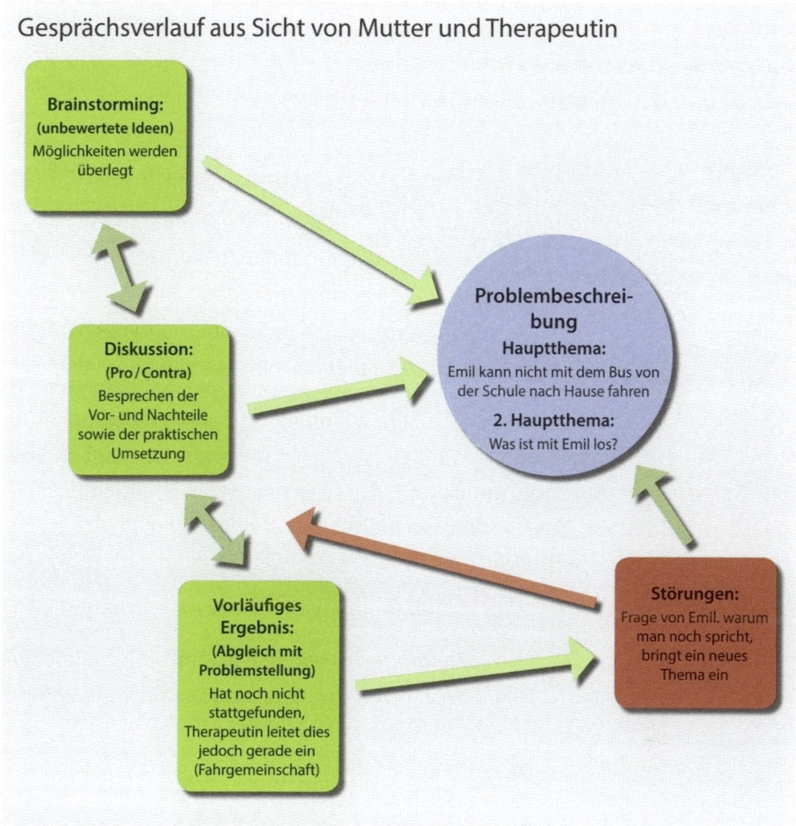

Mutter und Therapeutin nutzen die Phase des Brainstormings und der Diskussion im Zusammenhang mit der Problemstellung. Das bedeutet, sie pendeln zwischen diesen Bereichen, beziehen immer neue Ideen ein oder verwerfen diese wieder. Im Verlauf dieser Dynamik, kann auch die Problemstellung noch angepasst bzw. konkretisiert werden. Die Mutter erläutert ja im Beispiel auch noch, dass Emil nicht auf den nächsten Bus warten soll, da er sonst so spät nach Hause kommt. Der dynamische Prozess des Gesprächs findet also aus Sicht von Mutter und Therapeutin in unserem Beispiel zwischen Problemstellung, Brainstorming und Diskussion statt.

Mit dem letzten Satz wird ein vorläufiges Ergebnis eingeleitet, das jedoch von der Mutter noch nicht bestätigt wurde. Durch die Frage von Emil wird der Gesprächsfluss nun unterbrochen und da er seine Frage ungehalten formuliert, steigt die Priorität, diese nun zuerst zu bearbeiten. Sie eröffnet dadurch auch eine neue Problemstellung die Emil erst einmal definieren müsste und die ihn sehr leicht in einen Teufelskreis führen kann.

Vielleicht wird an diesem Beispiel noch einmal deutlich inwiefern Menschen mit Autismus unter den Anforderungen des sozialen Miteinanders belastet sein können. Möglicherweise ist es für diese Menschen sehr hilfreich anhand eines solchen Gesprächsmodells zu verstehen, warum die Kommunikation oft so unkontrollierbar ihren Lauf nimmt.

Zusammenfassend kann man an dieser Stelle sagen, dass das Thema Kommunikation und Autismus wirklich sehr komplex und umfangreich ist. Die Störung in den verschiedensten Bereichen kann sehr unterschiedlich ausgeprägt sein, mit Wahrnehmungsstörungen einhergehen und sich manchmal so subtil zeigen, dass andere sie nicht einmal bemerken. Der Leidensdruck kann auf der Seite des Betroffenen sehr viel höher sein als man ihm ansehen kann.

Zusammenfassung der vorgestellten Modelle

Ablauf der Kommunikation innerhalb sozialer Interaktion
Die Interaktions- und Kommunikationsprozesse scheinen, wie oben beschrieben, sehr komplex zu sein und lassen sich folgendermaßen zusammenfassen: Drei Phasen der Interaktion

1. Einschwingungsvorgang
2. Gespräche zu starten und aufrecht zu erhalten
3. Phase der Abrundung

Diese Phasen beziehen sich auf allgemeine Vorgänge in Interaktionsprozessen bzw. deren Ablauf oder vielleicht kann man das auch Ritual nennen.

Im Einschwingungsvorgang versucht sich ein Moment der gemeinsamen Bereitschaft zu gestalten, von dem aus die Interaktion bewusster weitergeführt werden kann. Von hier aus starten beispielsweise Gespräche, die durch die gemeinsam erschaffene Bereitschaft auch in eine Wechselseitigkeit münden, die dafür sorgt, dass das Gespräch aufrechterhalten wird. Ist dieses erschöpfend erörtert, oder wird z. B. durch äußere Faktoren die Beendigung des Gesprächs notwendig, kann im Rahmen der Wechselseitigkeit der Prozess des Abrundens eingeleitet werden. Diese Übergänge sind sensible Bereiche der Interaktion die gemeinsam gestaltet werden müssen, um nach gelungener Interaktion diese auch abschließen und sich anderem widmen zu können. Optimalerweise regulieren sich die Interaktionspartner über diese Prozesse so, dass sie für Neues „frei" sind.

Vier Ebenen der Kommunikation
Das Kommunikationsmodell von Friedemann Schulz von Thun beschäftigt sich, im Gegensatz zum oben beschriebenen Ablaufmodell, auf andere Art und Weise mit den Anteilen der Kommunikation. Das Modell „vier Seiten einer Nachricht" beschreibt die Zusammensetzung der Kommunikation sowie die Tatsache, dass Informationen „losgeschickt" und „empfangen"

werden. Das hier beschriebene Modell eröffnet einen tieferen Blick in die Störungsanfälligkeit der Kommunikation, wenn nicht alle Ebenen gesendet und empfangen werden. In diesem Zusammenhang wurde unter anderem auch die Bedeutung der Non-verbalen Kommunikation thematisiert, die beispielsweise zu Verschiebungen von Informationen in den Ebenen führen kann.

Bedeutung der Situation als Teil der sozialen Interaktion
Dieser Teil fokussiert noch einmal gezielter das „Einbezogensein" in eine Lebenssituation und macht an dieser Stelle noch einmal deutlich, dass Kommunikation und soziale Interaktion einem komplexen Regelwerk unterliegen, das die meisten Menschen intuitiv benutzen, jedoch bei der Autismus-Spektrum-Störung Störungen unterliegen kann. Es ist relevant in welcher Situation die Interaktion stattfindet, denn die Beteiligten richten ihre Erwartungen darauf aus.

Dynamik von Gesprächsanteilen in der sozialen Kommunikation
Das letzte Modell fokussiert einen weiteren Bereich der Kommunikation und bezieht sich hierbei konkret auf Gespräche. Offenbar nutzen Menschen in Gesprächen verschiedene Methoden mit wichtigen Funktionen, die ein Gespräch in der Wechselseitigkeit aufrechterhalten, aber auch beispielsweise den Bereich der emotionalen Regulierung berücksichtigen. Möglicherweise stellt diese Kombination sicher, dass man gemeinsam zu einer optimierten Lösung kommt und Neues lernen kann bzw. gelerntes kreativ anwendet.

Betrachtet man also die vorgestellten Modelle und wie sie miteinander einhergehend für eine lebendige Interaktion sorgen können, so stellt sich zu Recht die Frage, wie es Menschen gehen muss, die hier nicht ausreichend involviert sind. Wie verarbeiten diese Menschen so ein Geschehen?

Umgebungsfaktoren: Gemeinsames Lernen in Gruppen

Unsere Bildungseinrichtungen konfrontieren Schüler unabhängig vom Leistungsniveau und den individuellen kognitiven Möglichkeiten mit demselben Umfeld: Lernen in Gruppen.

Da der Mensch ein soziales Wesen ist und in der Gemeinschaft lebt, verlangt man von Schülern stundenlanges Zusammensein in Gruppen und engen Räumen. Man setzt voraus, dass sie sich in diesem Umfeld so wohl fühlen können, dass es ihre Lern- und Leistungsbereitschaft nicht wesentlich beeinträchtigt. In Anbetracht der beschriebenen Kommunikations- und Interaktionsprozesse kann man an dieser Stelle vielleicht nachvollziehen, dass dies auf Menschen mit einer Autismus-Spektrum-Störung vermutlich eher nicht zutrifft.

Konfrontiert mit verschiedenen Situationen und Anforderungen müssen Menschen mit Autismus ihren Alltag irgendwie meistern und verstehen, was um sie herum geschieht. Häufig versuchen sie, aufkommende Probleme mit einem umfangreichen Regelwerk zu begegnen, das möglichst jede Situation berücksichtigt. Wie anstrengend muss das sein!

Anwenden von Kommunikation und sozialer Interaktion

Die Störung in der Kommunikation und sozialen Interaktion betrifft also nicht alleine das Verstehen aller verwendeten Aspekte sondern auch das Anwenden derselben.

Im Folgenden betrachten wir eine Alltagssituation im Hinblick auf die Anwendung nicht sprachlicher Botschaften. Beim Autismus sind diese Ebenen, wie bereits besprochen, oft nicht ausreichend intuitiv gesteuert. Steht die Person unter extremen Stress, der beispielsweise auch durch „erschrecken" eines lauten Knalls ausgelöst werden kann, kommt es manchmal sogar zu impulsiven Kettenreaktionen, die immer mehr Unglücke nach sich ziehen. So kann es beispielsweise auch passieren, dass der Betroffene beginnt zu lachen.

Ein Beobachter kann anhand des Ausdrucks möglicherweise den Unterschied zwischen „frei Lachen" (Auslachen, Freude) oder einem „spannungsgeladenen Lachen" (im Sinne einer Stressreaktion) ausmachen. Da solche Situationen jedoch für alle Beteiligten oft emotional herausfordernd sind, ist es sehr wahrscheinlich, dass jegliches Lachen als unpassend und provozierend verstanden wird. Dass dies gerade auch bei Autismus eine Stressreaktion sein könnte, ist vielen Menschen gar nicht bewusst. Die folgenden Beispiele sollen einige Facetten des Sendens und Empfangens emotionaler Botschaften beleuchten.

Um dies besser vestehen zu können, werden im folgenden Situationen dargelegt, die sich aus einem gesellschaftlichen Ereignis heraus entwickeln und zu Emil nach Hause führen.

Beispiel 1: Anwendung passender emotionaler Botschaften

Ein Teller fällt herunter und zerbricht. Eine solche Alltagssituation hat wahrscheinlich schon jeder von uns erlebt. Doch handelt es sich dabei um eine Ungeschicktheit oder eine absichtliche Provokation? Im folgenden Beispiel zeigt Emil aufgrund seiner Körpersprache, dass es sich eher um ein Versehen handelt als um eine Provokation. Sein Umfeld nimmt dies wahr und passt die Reaktion an.

Resultat: Emil bekommt Trost.

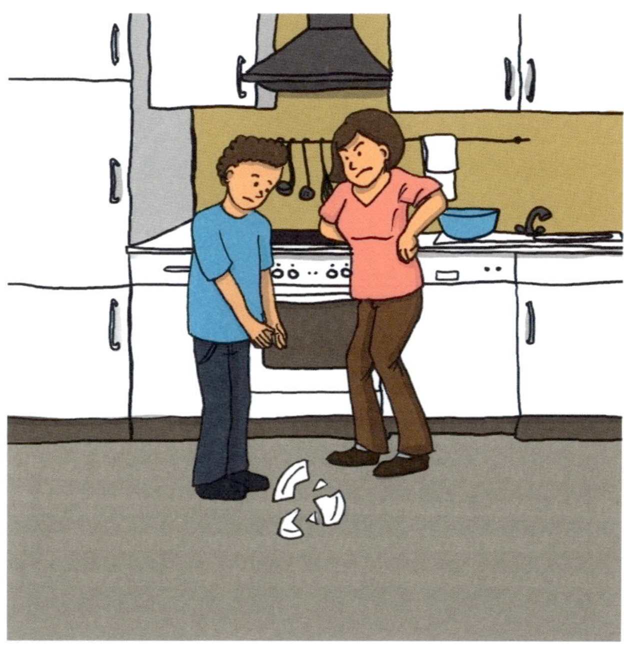

Emil fällt ein Teller herunter, alle sind erschrocken. Emil zeigt sich demütig und erschrocken, „das war keine Absicht".

Beispiel 2: Anwendung unpassender emotionaler Botschaften

Wir sehen dieselbe Szene noch einmal, aber diesmal mit einem anderen körperlichen Ausdruck. Jetzt beginnt Emil zu lachen, nachdem er den Teller heruntergeworfen hat. Obwohl sich sonst an der Szene nichts verändert hat, wird mit dem Lachen der Eindruck erweckt, dass Emil provozieren wolle. Das Umfeld passt die Reaktion entsprechend an.

Resultat: Emil bekommt Ärger/Strafe.

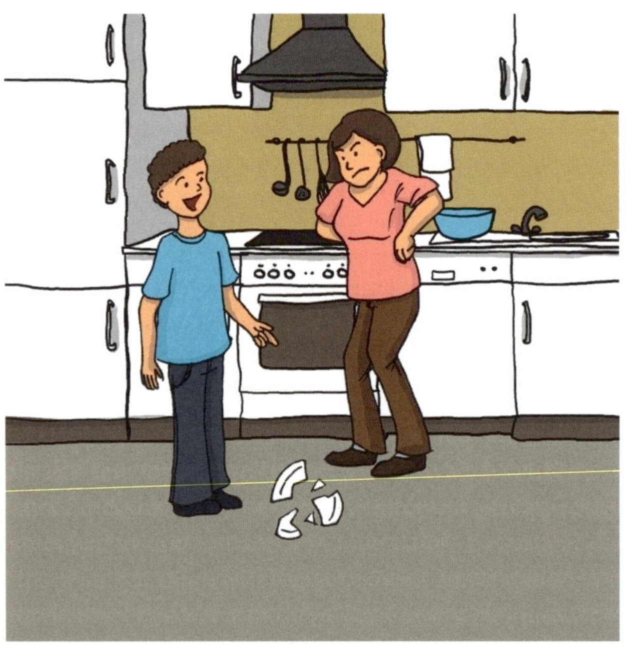

Emil fällt ein Teller herunter, alle sind erschrocken. Jetzt beginnt er zu lachen, nachdem der Teller heruntergefallen ist.

Die Situation scheint klar zu sein, zumal Emil keine gute Erklärung für sein Verhalten hat und sich nicht mitteilt. Der emotionale Ausdruck entscheidet also über die Interpretation und Reaktion auf diese Szene.

Beispiel 3: Ironie oder nicht? – keine Ironie

In diesem Beispiel wird eine ähnliche Situation noch einmal in einem anderen Zusammenhang aufgezeigt. Bei einem Polterabend wird Emil von seiner Mutter aufgefordert einen Teller auf den Boden zu werfen. Doch er hat Schwierigkeiten, den emotionalen/nonverbalen Ausdruck seiner Mutter richtig zuzuordnen.

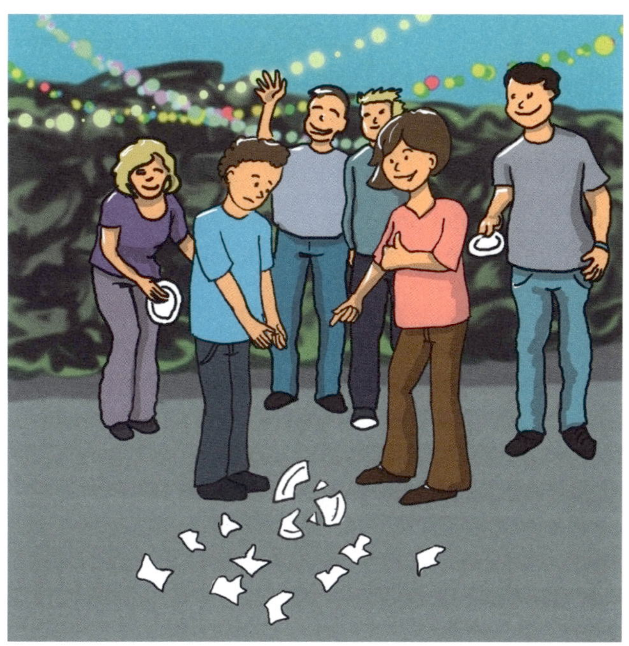

Polterabend: Emil wirft einen Teller herunter. Mutter sagt mit einem begeisterten Gesichtsausdruck: „Super, wirf doch auch die anderen noch auf den Boden!"

Resultat: Emil freut sich über das Lob, auch wenn er nicht weiß, warum die Mutter sich über den kaputten Teller freut. Er fragt sich, ob er die anderen Teller auch noch werfen soll.

Beispiel 4: Ironie oder nicht? – Ironie

In einer anderen Situation, allerdings mit der gleichen, diesmal aber ironisch gemeinten Aussage der Mutter, bekommt diese Szene eine völlig andere Bedeutung.
Auch hier fällt Emil ein Teller herunter und die Mutter sagt daraufhin mit einem bösen Gesichtsausdruck: „Wirf' doch auch die anderen noch auf den Boden!"
Resultat: Emil bekommt Ärger. Er versteht nicht, warum ihn die Mutter auffordert noch weitere Teller herunter zu werfen, da doch sein Verhalten bestraft wurde.

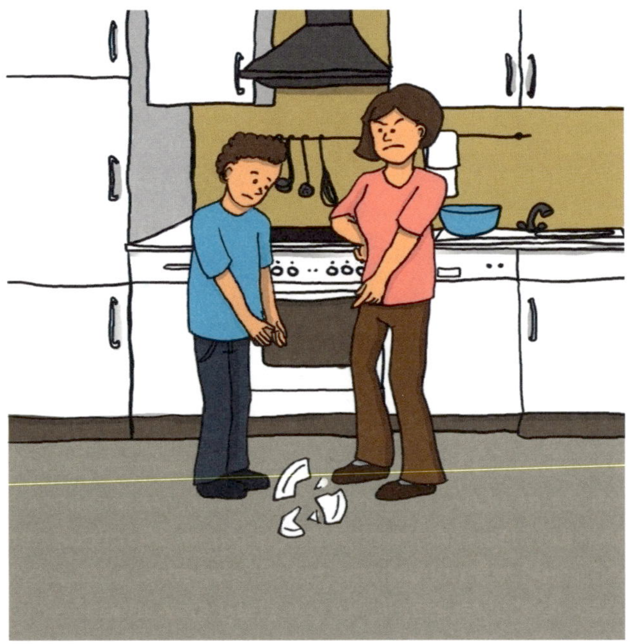

Emil fällt ein Teller herunter. Mutter sagt mit einem bösen Gesichtsausdruck: „Super, wirf doch auch die anderen noch auf den Boden!"

Die dargestellten Beispiele verdeutlichen, welche Informationen in der Bewertung von Situationen relevant sein können. Wenn wir uns nun vor Augen führen, dass Menschen mit einer Autismus-Spektrum-Störung ihre Körpersprache nicht so gezielt einsetzen, bzw. die der anderen auch nicht ausreichend entschlüsseln können so ist an dieser Stelle vielleicht nachvollziehbar, was das Dilemma in alltäglichen Situation ist. Menschen mit Autismus setzen nicht auf so natürliche Art den körperlichen Ausdruck ein, der zur Situation oder ihrem inneren Erleben passt, wie es Nicht-Autisten tun. Steht der körperliche Ausdruck zudem noch im Widerspruch zu verbalen Informationen, hat das Gegenüber ein echtes Problem. An dieser Stelle wirkt es schnell unglaubwürdig bzw. nicht authentisch. Wie soll die Situation auf dieser Grundlage bewertet werden?

Interaktion, Bewertungen und Leistungsnachweise

Im schulischen Setting ist die Bewertung von Leistungen der Schüler vorgesehen. Im Unterricht werden die Inhalte dafür erarbeitet, durch Hausaufgaben vertieft und in Leistungsnachweisen abgefragt. Diese können unterschiedlich aussehen; es gibt beispielsweise die mündliche Beteiligung, Bewertung von Hausaufgaben, Referate, Plakate, Tests und Arbeiten. Menschen mit Autismus leiden aber an einer Störung in der sozialen Interaktion und Kommunikation. Die Bewertung von Leistungen basiert jedoch auf dieser Fähigkeit.

Grundsätzlich gilt also: Schüler müssen mündlich oder schriftlich kommunizieren und den Bereich der sozialen Interaktion beherrschen, um ihr Leistungsvermögen nachzuweisen. Im Falle von Autismus ist das ein schwieriger Sachverhalt, denn es betrifft den Kernbereich der Beeinträchtigung.

Folgen gestörter Kommunikationsprozesse in schriftlichen Arbeiten

Schriftliche Arbeiten erfordern vom Verfasser, dass er sich Gedanken darüber macht, wie er Informationen strukturiert, damit der Leser diese auch versteht. Es ist wichtig, Texte so zu formulieren, dass der Leser den Gedankengängen folgen kann. Der Verfasser tritt mit dem Leser in Interaktion und auch in einen wechselseitigen Kontakt. Er entscheidet auf dieser Basis, ob er vielleicht noch weitere Erklärungen zu seinen Gedanken ausführt oder nicht. Wird diese Wechselseitigkeit vom Leser nicht erlebt, kann es passieren, dass er das Werk nicht bis zum Ende liest oder missversteht.

Der Verfasser hat ihn möglicherweise an irgendeiner Stelle „verloren“, weil er einen Gedanken nicht formuliert oder versäumt hat eine Erklärung zu geben. Der Verfasser muss immer davon ausgehen, dass der Leser auf einem anderen Wissensstand ist als er selbst, sich in einer anderen Situation befindet und ihm die Erfahrungen, die der Verfasser vielleicht in seinem Werk verarbeitet, fremd sind. Das Hineinversetzen in eine andere Person stellt in diesem Sinne einen Perspektivenwechsel dar.

Darüber hinaus ist die Entscheidung über die Priorität eines Auftrages maßgeblich. Schüler müssen wissen, auf was genau eine Aufgabe abzielt, um sie richtig bearbeiten und beantworten zu können. Das betrifft nicht alleine die sprachlichen Fächer.

Beispiel: Mathematikarbeit

Aufgabe: Herr P. tankt am Montag 40 l Benzin für 80 €, Frau S. tankt 25 l.

Problem: Die Frage fehlt!

Vom Schüler wird erwartet, dass er die Frage ableiten soll, doch hierfür gibt es mehrere Möglichkeiten:

1.	2.	3.	4.	5.
Ich soll ausrechnen wie viel Frau S. bezahlt hat.	Ich soll ausrechnen wie viel beide zusammen gezahlt haben.	Ich soll ausrechnen wie viel € 1 Liter Benzin kostet.	Ich soll ausrechnen wie viel Liter Benzin beide zusammen getankt haben.	Ich soll die Differenz der getankten Einheiten errechnen.

Diskussion (innerer Konflikt eines Autisten): Die ersten zwei Möglichkeiten sind unrealistisch, da jeder weiß, dass die Benzinpreise mehrfach am Tag geändert werden. Man kann schlecht einfach voraussetzen, dass Frau S. noch für den gleichen Preis tankt wie Herr P. Möglichkeit vier und fünf fällt raus, weil die Information fehlt, ob beide überhaupt dasselbe getankt haben.

Bleibt eigentlich nur die Möglichkeit drei, denn hier sind alle Werte gegeben.

Resultat: Falsche Antwort und Punktabzug.

Der Schüler hätte den Dreisatz anwenden sollen. Doch wie kann er das wissen?

Differenzen der Priorität in schriftlichen Arbeitsanweisungen

Da sich die Klassenarbeit aus dem Unterricht heraus entwickelt hat und der Dreisatz die Wochen vorher gelernt wurde, bearbeitet infolge dessen der überwiegende Teil der Schüler diese Aufgabe im Hinblick auf die erste Möglichkeit.

Dass die Schüler das so machen zeigt, dass wir offenbar in einer gewissen Art und Weise die Zusammenhänge herstellen und Prioritäten erkennen. Für diese Schüler ist also ganz klar, dass dies eine Übungssituation ist, in der nicht alle angegebenen Werte auch tatsächlich stimmen müssen. Es geht nur darum, nachzuweisen, dass man den Dreisatz anwenden kann – das ist die Priorität.

Mögliche Erklärung für die verschiedenen Denkansätze

Das „Nicht-Erkennen" der für alle anderen offenkundigen Priorität könnte in diesem Fall folgenden Hintergrund haben:

Es handelt sich hierbei um eine sogenannte „Als-Ob" Situation, die bereits in der frühen Kindheit in Form von Phantasiegeschichten und Rollenspielen gelernt und angewendet wird.

Wir tun also im oben genannten Beispiel so, als ob die Bedingungen von Herrn P. und Frau S. dieselben waren, als sie Benzin kauften. Wir tun auch so, als ob beide dasselbe Benzin getankt hätten, weil wir ja ansonsten die Aufgabe gar nicht im Dreisatz lösen könnten. Doch bei autistischen Menschen kann oft beobachtet werden, dass dieses „Als-Ob"-Spiel fehlt oder sich nicht ausreichend entwickelt hat.

Die Aufgabe soll durch die Begrenzung von Bedingungen auf das Wesentliche vereinfacht werden – zumindest ist das wohl der Plan. Für Menschen, die das „Als-ob"-Spiel nicht beherrschen, wird „das Wesentliche" in diesem Fall zum Fallstrick, weil sie andere Dinge als „wesentlich" wahrnehmen als erwartet.

Beispiel: (1) Deutscharbeit

Probleme in der Übertragbarkeit können zu Schwierigkeiten führen das Gelernte auch anzuwenden. In einer Deutscharbeit bekommen die Schüler einen Text zum Lesen. Die Aufgabe ist, eine Zusammenfassung zu schreiben, so wie es im Unterricht geübt worden war.
Emil fragt nochmal nach: „Wir sollen eine Zusammenfassung genauso schreiben wie im Unterricht?“ Der Lehrer bejaht und Emil beginnt, nachdem er zu allen Absätzen eine Überschrift gefunden hat, mit exakt dem Einleitungssatz, den die Klasse im Unterricht besprochen und für richtig gehalten hatte. Doch leider ist der für diesen Text absolut unpassend.

Der Auftrag: „Mach es so wie im Unterricht“ beinhaltet natürlich auch zum Teil große Abweichungen in der Art und Weise, wie die Aufgabe nun zu bearbeiten ist. Der Einleitungssatz gehörte für Emil zum „Ablaufplan“, wie dieser Aufgabentyp zu bearbeiten ist. Er hat den Satz inhaltlich nicht hinterfragt, weil er ihn in seinem Ablaufschema integriert und nicht zu dem vorher geübten Text zugeordnet hatte. Das kann man vielleicht als „Speicherfehler“ verstehen.

Im Nachhinein versteht er, dass er für einen anderen Text natürlich auch einen inhaltlich angepassten Einleitungssatz formulieren muss. Diese Verknüpfung hatte ihm gefehlt, offenbar hat er das im Unterricht nicht mitbekommen. Für die Lehrerin ist nur sehr schwer nachzuvollziehen warum ein intelligenter Schüler der Klassenstufe 7 einen solchen Satzbaustein so offenkundig unpassend eingesetzt hat. Doch die Übertragbarkeit von gelernten Inhalten auf ähnliche Situationen ist bei Emil gestört und trägt zu solchen Situationen bei.

Beispiel: (2) Deutscharbeit

Die folgende Aufgabe wurde einer 6. Klasse in der Realschule gestellt:
In einem zerfallenen Haus wurde ein uraltes Hexenkochbuch mit einer Anleitung zur Herstellung von Zaubertränken gefunden. Das Buch ist über die Jahre sehr schlecht leserlich geworden. So kommt es, dass bei der Anleitung lediglich noch die Zutatenliste vorhanden ist. Sie lautet:

- 4 Flohfüße, Zwiebeln, Butterschmalz
- 7 Eier
- 1 alter Hosenträger
- 1 Strauß Alpenveilchen (aus dem Siebengebirge)
- 3 halbschwere Schwalbennester
- 4 Esslöffel Schneckenschleim
- 2 Esslöffel Honig
- Prise Pfeffer, Prise Salz

Aufgabenstellung	Bewertungsbogen (steht nur dem Lehrer zur Verfügung)
Schreibe eine Anleitung zur Herstellung des Zaubertrankes in Form einer Vorgangsbeschreibung. Beachte dabei: a) Finde eine passende Überschrift, d. h. einen Namen für den Zaubertrank. b) Überlege Dir auch passende Küchengeräte, die man zum Kochen braucht. c) Schreibe anschließend die Anleitung. Achte auf die richtige Reihenfolge der Zutaten, so wie sie oben beschrieben ist. d) Überlege Dir eine genaue Verarbeitung der Zutaten (z. B. in Streifen schneiden, zerstampfen, ...). e) Bitte zähle Deine Wörter.	Du hast eine sinnvolle Überschrift gewählt. Du hast eine Einleitung formuliert, indem Du die Zutaten und auch das nötige Material aufgelistet hast. In deinem Hauptteil hast Du: 1) beschrieben, was vorbereitet werden muss, 2) genaue Maße und Mengen angegeben, 3) genau beschrieben, wie die einzelnen Arbeitsschritte auszuführen sind, 4) für alle Zutaten eine sinnvolle Verarbeitung angegeben 5) und die exakte Reihenfolge eingehalten. In Deinem Schlussteil hast Du angegeben, wie Dein Gericht serviert wird.

Für Kinder, die schon im Kleinkindalter den Klassiker „Suppe kochen/Tee machen" gespielt haben ist natürlich klar, dass es hierbei um möglichst viel Einfallsreichtum und Phantasie geht. Da bei Autisten häufig zu beobachten ist, dass dieses Rollenspiel im entsprechenden Entwicklungsalter nicht gezeigt wird, hat der betroffene Schüler nun mit dieser Aufgabe ein Problem. Menschen mit Autismus wenden in solchen Situationen gerne das an, was im Unterricht für richtig befunden wurde. Sie wissen also kognitiv, dass gefordert ist, Dinge zu schreiben, wie zum Beispiel Schnürsenkel auf dem Grill zu rösten, aber sie steigen nicht emotional in die Geschichte ein.

Die Geschichte bleibt an der Oberfläche weil sie nicht gelebt wird, die erwünschte „Spielfreude“ kommt nicht zum Tragen. So kommt es, dass der Leser verwirrt ist:

Ist die Aufgabe technisch erfüllt, geht der Lehrer auch davon aus, dass sie verstanden wurde. In der Bewertung fällt aber auf, dass die Beschreibungen „nicht rund“ sind, es klingt mühsam, langweilig und holprig. Es gibt kein Highlight, es wurden vier Mal dieselben Zubereitungsarten benannt, der Serviervorschlag fehlt und der Zaubertrank hat exakt die Eigenschaften, die im Unterricht besprochen wurden. Der Lehrer findet es schade, dass der Schüler sich bei dieser Aufgabe nicht freier (also phantasievoller) entfaltet hat.

Möglicherweise liegt das auch daran, dass die Aufgabe auf einem Erfahrungsschatz basiert, den der autistische Mensch nicht zur Verfügung hat. Hätte er einen Pfannkuchen backen sollen, was er tatsächlich schon gemacht hat, wäre die Arbeit inhaltlich wahrscheinlich zumindest „stimmiger“ gelöst worden, wenn auch nicht mit mehr Phantasie.

Interessant ist hierbei auch, die Aufgabenstellung und die Bewertung der Arbeit gegenüber zu stellen:

Mögliche Fallstricke zwischen Auftrag und Beurteilung

In der folgenden Tabelle sind die formulierten Aufträge der Klassenarbeit dem Bewertungsbogen gegenübergestellt.

Teilweise sind andere Kriterien für die Bewertung der Arbeit angegeben als im Auftrag formuliert. Das bedeutet, der Schüler muss selbst ableiten was von ihm erwartet wird. Bei Schülern ohne eine Autismus-Spektrum-Störung gelingt dies im Allgemeinen gut, da schließlich in den vorangegangenen Stunden an dem Thema gearbeitet wurde. In diesem Falle wussten die Mitschüler beispielsweise, dass ein Serviervorschlag zur Aufgabe gehörte, weil sie dies in den letzten Stunden geübt hatten.

Schüler mit einer Autismus-Spektrum-Störung stellen diesen Zusammenhang oft nicht her und verstehen nicht, auf was eine Aufgabe hinzielt. Die

Folge ist, dass dies für sie eben nicht „logisch" war, dass ein Serviervorschlag Teil der Bewertung sein könnte.

Aufgabenstellung	Bewertungsbogen (steht nur dem Lehrer zur Verfügung)
Schreibe eine Anleitung zur Herstellung des Zaubertrankes in Form einer Vorgangsbeschreibung. Beachte dabei: a) Finde eine passende Überschrift, d. h. einen Namen für den Zaubertrank. b) Überlege Dir auch passende Küchengeräte, die man zum Kochen braucht. c) Schreibe anschließend die Anleitung. Achte auf die richtige Reihenfolge der Zutaten, so wie sie oben beschrieben ist. d) Überlege Dir eine genaue Verarbeitung der Zutaten (z. B. in Streifen schneiden, zerstampfen, ...). e) Bitte zähle Deine Wörter.	Du hast eine sinnvolle Überschrift gewählt. Du hast eine Einleitung formuliert, indem Du die Zutaten und auch das nötige Material aufgelistet hast. In Deinem Hauptteil hast Du: 1) beschrieben, was vorbereitet werden muss, 2) genaue Maße und Mengen angegeben, 3) genau beschrieben, wie die einzelnen Arbeitsschritte auszuführen sind, 4) für alle Zutaten eine sinnvolle Verarbeitung angegeben 5) und die exakte Reihenfolge eingehalten. In deinem Schlussteil hast du angegeben, wie dein Gericht serviert wird.

Sich passende Küchengeräte zu überlegen bedeutet nicht, sie auch aufzuschreiben. (Erweiterung der Aufgabe: „Überlege und schreibe es auf!", wie viele eigentlich?)

Als nächster Schritt wird der Auftrag gegeben die Anleitung zu schreiben, erst danach soll eine genaue Verarbeitung aller Zutaten überlegt werden. Hierbei noch der Hinweis, dass auf die richtige Reihenfolge der Zutaten zu achten ist. (Orientierung in der Aufgabe: Die Reihenfolge der Zutaten soll eingehalten werden, während die Reihenfolge der Aufträge sinnvollerweise abgeändert werden muss).

Viele Menschen mit Autismus arbeiten Aufgaben tatsächlich strikt von oben nach unten ab, da sie Aufträge sehr wörtlich nehmen. Sollte der Schüler erst nach dem Schreiben der Anleitung die Überlegung zur Verarbeitung gemacht haben, werden wir es womöglich nie erfahren. Auch sollte beachtet werden, dass der Anspruch „sinnvoll" für einen Autisten in diesem Zusammenhang wahrscheinlich gar nicht nachzuvollziehen ist, weil er nicht in dieses Spiel eingestiegen ist.

Exkursion in die Welt ohne „Als-ob-Spiel"

Fragestellung: Wie bearbeitet man Flohfüße sinnvoll?

Mögliche Antwort: Zerstampfen?

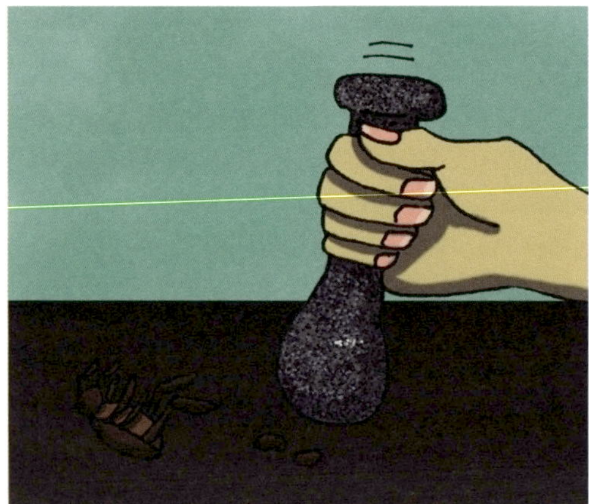

Herausgerissene Flohfüße

Es gibt Menschen mit Autismus, für die so etwas eine Form von Gewalt darstellt, die sie strikt ablehnen. Stellen Sie sich bitte für einen Moment den armen Floh vor, mit dem das gerade gemacht wird. Ungünstig ist hierbei auch, dass dem Schüler in dieser Aufgabe nicht die Wahl gelassen wird, ob er die Flohfüße verwenden will. Die Anweisung ist klar, er soll ja die Reihenfolge unbedingt einhalten. Es gibt also kein Entrinnen für den Floh – und auch nicht für den Schüler.

Für einen autistischen Schüler, der nicht „im Spiel" ist, bleibt es wahrscheinlich ein Rätsel, warum Überlegungen zur Tierquälerei einen geeigneten Inhalt für eine Klassenarbeit darstellen. Er erlebt in solchen Momenten eine äußerst skurrile Welt, die sich für ihn unverständlich ordnet, deswegen weiß er auch oftmals nicht, was richtig ist. Für die meisten anderen ist es eher eine amüsante, angenehme Aufgabe, in der sie ihre Phantasie ausleben dürfen. Aber die sind ja auch im Spiel!

Exkurs

Schüler mit Behindertenausweis und Pflegegrade

Menschen mit einer Autismus-Spektrum-Störung können einen Behindertenausweis und eine Pflegestufe beantragen. Es handelt sich dabei um ein amtliches Anerkennungs- und Einstufungsverfahren. Doch viele Betroffene stellen solche Anträge beispielsweise aus Scham oder Angst vor Stigmatisierung nicht. Sie verzichten lieber auf ihre Rechte.

Da die Beeinträchtigungen nicht das kognitive Leistungsvermögen betreffen besuchen diese Schüler auch alle Schularten. Viele von Ihnen fallen überhaupt nicht auf, weil ihre Beeinträchtigung subtil wirkt und eher das Leiden bei dem Betroffenen selbst auslöst, als bei anderen. Manchmal sind Lehrer so überrascht über eine solche Diagnose, dass sie sich überhaupt nicht vorstellen können, dass sie tatsächlich richtig sein kann.

Menschen mit einer Autismus-Spektrum-Störung profitieren im schulischen Setting von den festen Strukturen und wirken meist „irgendwie anders" oder „komisch" aber nicht als „pflegebedürftig". Viele von ihnen werden eher als „Eigenbrötler" und „Außenseiter" wahrgenommen, jedoch ohne die Idee einer Beeinträchtigung, sondern eher im Sinne der Verschiedenheit von Menschen. Das ist eigentlich auch wünschenswert und im Sinne des inklusiven Gedankens.

Doch das Funktionieren im schulischen Alltag kostet sehr viel Kraft und so sieht das Ganze dann im Elternhaus häufig auch ganz anders aus. Der Begriff „Pflege" wird allerdings auch hier weiter gefasst als die körperliche Fürsorge. Darunter können auch besondere Betreuungsleistungen verstanden werden, wenn der Betroffene beispielsweise nicht alleine zu Hause bleiben kann. Eltern haben mit Wutausbrüchen, Schlafstörungen, totalem Rückzug, Stimmungsbeeinträchtigungen, mangelnder Selbstfürsorge, Verweigerung und weiteren schwierigen Zuständen ihrer Kinder zu kämpfen.

Hilfestellung geben alle Eltern ihren Kindern bis zu einem gewissen Alter der Kinder. Ab dann geht man davon aus, dass solche Anforderungen selbständig bewältigt werden können und die meisten Kinder/Jugendlichen schaffen dies auch. Ihr inneres Bestreben richtet sich auf die Abnabelung und Entwicklung der Eigenständigkeit.

Menschen mit einer Autismus-Spektrum-Störung brauchen oft auch im Erwachsenenalter noch Hilfe bei lebenspraktischen Dingen wie:

- Einhaltung und Planung der Tagesstruktur
- Begleitung zum Arzt, Einkauf, Freizeitaktivitäten
- Hilfe beim Telefonieren
- Bewältigung von Fahrtwegen
- Hilfe im hauswirtschaftlichen Bereich
- Unterstützung beim Aufrechterhalten von sozialen Kontakten
- Bewältigung von plötzlich auftretenden Veränderungen

Nachteilsausgleich: Herausforderung nicht nur für Schulen

Lehrer stehen in Anbetracht einer solchen komplexen Problematik vor der Frage, wie sie den Nachteilsausgleich gestalten können. Hierfür gibt es zahlreiche Vorschläge und Ideen, beispielsweise auch von der Bezirksregierung oder auch dem Ministerium.

Optimalerweise sollte diese Frage im multidisziplinären Team besprochen werden, denn der Nachteilsausgleich bezieht sich auf die vorhandene Beeinträchtigung. Eine pauschale Regelung sollte, wenn überhaupt, mit Vorsicht angewendet werden. Außerdem sollte im ersten Schritt genau beobachtet werden, wie sich die Autismus-Spektrum-Störung bei dem einzelnen Schüler ausgeprägt hat. Erst wenn beschrieben werden kann, wie sich eine solche Behinderung darstellt, kann über einen Ausgleich dieses Nachteils nachgedacht und Maßnahmen formuliert werden.

Die Autismus-Spektrum-Störung verschwindet nicht nach dem Abschluss an der Schule, sie bleibt ein Leben lang und das kann bedeuten, dass auch ein Leben lang ein geschützter Rahmen notwendig sein wird. Auch in Ausbildung, Studium und am Arbeitsplatz gibt es Möglichkeiten den Nachteilsausgleich geltend zu machen. Die Idee, der Schüler müsse nach Ablauf der Regelschule den geschützten Rahmen verlassen, ist also nicht korrekt. Dieser Rahmen muss jedoch neu gestaltet werden und dazu steht jedem betroffenen Menschen Unterstützung zu:

...

Die Menschenrechte gelten auch für Menschen

mit Behinderung.

Menschen mit Behinderung haben das Recht

überall hin zu kommen.

Sie haben das Recht zu lernen,

das Recht zu arbeiten,

das Recht in der Politik mit zu arbeiten.

Menschen mit Behinderung haben

die gleichen Rechte

wie alle anderen Menschen.

Sie müssen genau so behandelt werden. [1]

Nachwort

Die Vorgänge der Kommunikation und sozialen Interaktion gehören zu den spannendsten Momenten des zwischenmenschlichen Kontaktes. Interessant daran ist, wie selbstverständlich ich selbst dies in meinem Alltag „lese“ und „verwende“, es kostet mich wenig Mühe. Diese Fähigkeit wäre mir nie so deutlich ins Bewusstsein gerückt, wenn ich nicht tagtäglich mit Menschen zu tun hätte, für die das Stolpersteine sind.

In Gesprächen an Schulen, in Elternhäusern und Kindergärten ist die Kommunikation und soziale Interaktion immer eines der Hauptthemen die sich unerschöpflich durch die Beratungsgespräche ziehen. Häufig geht es darum, das sichtbar zu machen, was nicht da ist, wo es sein sollte. Oft geht es dabei um fehlende oder falsch platzierte oder unpassende Kommunikationskomponenten, die im Sinne einer gezielten „Willensäußerung“ verstanden wurden.

Diese permanenten Missverständnisse auszuhalten kann dazu beitragen, dass Menschen mit einer Autismus-Spektrum-Störung in psychische Erschöpfungszustände geraten.

Daher ist es mir auch ein Anliegen, diesen Bereich zu beleuchten und dieses Phänomen in verständlicher und nachvollziehbarer Form zu erklären.

Glossar

Affektabstimmung
„Ein über die Imitation, Spiegelung und Empathie hinausgehendes Verhalten, das normalerweise unbewusst, beinahe automatisch erfolgt." Das Ziel der Affektabstimmung ist es, eine Verbindung der seelischen Zustände herzustellen und „der Gemeinsamkeit des inneren Erlebens Ausdruck zu verleihen" (Stern, 1992, S. 204).

EBQ-Instrument
„Welche angeborenen Fähigkeiten und welche Erfahrungen sind zur Entwicklung zwischenmenschlicher Beziehungsfähigkeit notwendig? Diese Frage stellt sich nicht nur in der musiktherapeutischen Arbeit mit Kindern mit tiefgreifenden Entwicklungsstörungen, sondern auch in der Therapie mit Kindern und Erwachsenen, die an Beziehungsstörungen und Autismus leiden. Auf der Basis von Erkenntnissen der Säuglings- und Bindungsforschung sowie Hirnforschung wurde das EBQ-Instrument zur Einschätzung der Beziehungsqualität entwickelt" (Schumacher; Calvet; Reimer, 2013, Klappentext).

Die Qualität einer Beziehung kann auf der Basis einer videographierten Therapiesequenz sehr genau beobachtet und analysiert werden. Mit Hilfe von definierten Merkmalen kann der Entwicklungsstand des Klienten und die Intervention des Therapeuten eingeschätzt und der Therapieverlauf festgehalten werden. Die soziale Interaktion kann durch Musiktherapie gezielt gefördert werden.

Einschwingungsvorgang
„Die vor einem gemeinsamen Spielbeginn empfundene Zeit, die einen präzisen Beginn (Einsatz) zur Folge hat. Atmung, Spielbewegung und/oder Blick sind Zeichen, die hier zwischen Spielern ausgetauscht werden" (Schumacher; Calvet; Reimer, 2013, S. 80).

Inklusion
„Als soziologischer Begriff beschreibt das Konzept der Inklusion eine Gesellschaft, in der jeder Mensch akzeptiert wird und gleichberechtigt und

selbstbestimmt an dieser teilhaben kann – unabhängig von Geschlecht, Alter oder Herkunft, von Religionszugehörigkeit oder Bildung, von eventuellen Behinderungen oder sonstigen individuellen Merkmalen.
In der inklusiven Gesellschaft gibt es keine definierte Normalität, die jedes Mitglied dieser Gesellschaft anzustreben oder zu erfüllen hat. Normal ist allein die Tatsache, dass Unterschiede vorhanden sind. Diese Unterschiede werden als Bereicherung aufgefasst und haben keine Auswirkungen auf das selbstverständliche Recht der Individuen auf Teilhabe. Aufgabe der Gesellschaft ist es, in allen Lebensbereichen Strukturen zu schaffen, die es den Mitgliedern dieser Gesellschaft ermöglichen, sich barrierefrei darin zu bewegen.

So auch im Bereich der Bildung. Die inklusive Pädagogik beschreibt einen Ansatz, der im Wesentlichen auf der Wertschätzung der Vielfalt beruht. In einem inklusiven Bildungssystem lernen Menschen mit und ohne Behinderungen von Anfang an gemeinsam. Homogene und damit separierende Lerngruppen werden nicht gebildet. Von der Kindertagesstätte über die Schulen und Hochschulen bis hin zu Einrichtungen der Weiterbildung wird niemand aufgrund einer Behinderung vom allgemeinen Bildungssystem ausgeschlossen. Vielmehr ist es die Aufgabe des Bildungssystems, durch Bereitstellen von speziellen Mitteln und Methoden einzelne Lernende besonders zu unterstützen und zu fördern. Nicht das Individuum muss sich also an ein bestimmtes System anpassen, sondern das System muss umgekehrt die Bedürfnisse aller Lernenden berücksichtigen und sich gegebenenfalls anpassen." [4]

Intervention

Von lat. intervenire = dazwischen schreiten, sich einschalten: ein spezieller Aspekt der Intervention ist die Pflege. „Nach der Definition von Pflegeprozess und Pflegeplanung stellt Pflege an sich eine Form der Intervention dar, mit der gezielt und systematisch eingegriffen wird, um definierte Ziele zu erreichen" (Pschyrembel, 2004, S. 353). Dies umfasst therapeutische und präventive Maßnahmen gleichermaßen.

Kommunikation

„(lat. communicare, gemeinsam tun, besprechen): Prozess der Informationsübertragung zwischen Individuen mittels verbaler u. nichtverbaler Ausdrucksmittel (Gestik u. Mimik), wobei neben der Sachinformation i.e.S. auch Beziehungen definiert u. komplexe soziale Mitteilungen ausgetauscht werden (Metakommunikation)" (Pschyrembel, 2004, S. 961).

Musiktherapeut/In

Der Beruf des „Musiktherapeuten" ist in Deutschland nicht durch ein Berufsgesetz geschützt. Das bedeutet, dass man sich auch ohne qualifizierende Nachweise so nennen darf. Um qualitative Unterschiede deutlicher hervorzuheben, hat die DMtG ein Zertifizierungsverfahren eingeführt, das sich an der Fortbildungsverpflichtung der Psychotherapeuten orientiert. Die DMtG verleiht an Musiktherapeuten mit entsprechender Qualifikation (mindestens Bachelor-Abschluss in Musiktherapie oder ein entsprechendes Äquivalent) und einigen Jahren Berufserfahrung das Zertifikat „Musiktherapeut/in DMtG". Dies beinhaltet für die Zertifizierten die Verpflichtung zur regelmäßigen Fortbildung in verschiedenen Bereichen sowie therapeutisches Handeln im Einklang mit dem Ethik-Kodex. DMtG-zertifizierte Musiktherapeuten sind berechtigt zur Registrierung im Nationalen Register Musiktherapie der Bundesarbeitsgemeinschaft Musiktherapie.

Musiktherapie

Definition der deutschen musiktherapeutischen Gesellschaft (DMtG):
„Musiktherapie ist der gezielte Einsatz von Musik im Rahmen der therapeutischen Beziehung zur Wiederherstellung, Erhaltung und Förderung seelischer, körperlicher und geistiger Gesundheit.
Musiktherapie ist eine praxisorientierte Wissenschaftsdisziplin, die in enger Wechselwirkung zu verschiedenen Wissenschaftsbereichen steht, insbesondere der Medizin, den Gesellschaftswissenschaften, der Psychologie, der Musikwissenschaft und der Pädagogik.

Der Begriff „Musiktherapie" ist eine summarische Bezeichnung für unterschiedliche musiktherapeutische Konzeptionen, die ihrem Wesen nach als psychotherapeutische zu charakterisieren sind, in Abgrenzung zu pharmakologischer und physikalischer Therapie.
Musiktherapeutische Methoden folgen gleichberechtigt tiefenpsychologischen, verhaltenstherapeutisch-lerntheoretischen, systemischen, anthroposophischen und ganzheitlich-humanistischen Ansätzen." [5]

Literatur

Behörde für Schule und Berufsbildung der Freien und Hansestadt Hamburg (Hrsg.) (2013): Handreichung Nachteilsausgleich, Hamburger Straße 31, 22083 Hamburg (www.hamburg.de/integration-inklusion/downloads).

Dilling, H.; Mombour, W.; Schmidt, M. H. (2005): Internationale Klassifikation psychischer Störungen, ICD 10 Kapitel V (F) klinisch-diagnostische Leitlinien, Verlag Hans Huber, Hogrefe AG, Bern.

Pschyrembel, W. (2004): Pschyrembel Klinisches Wörterbuch, de Gruyter, Berlin.

Schulz von Thun, F. (1981): Miteinander Reden 1: Störungen und Klärungen, Rowohlt Verlag, Reinbeck.

Schumacher, K.; Calvet, C.; Reimer, S. (2013): Das EBQ-Instrument und seine entwicklungspsychologischen Grundlagen, Vandenhoek & Ruprecht, Göttingen.

Smeijsters, H. (redactie) (2006): Handboek Muziektherapie Evidence based practice voor de behandeling van psychische stoornissen, problemen en beperkingen, Bohn Stafeleu vn Loghum, Houten.

Stern, D. N. (1992): Die Lebenserfahrung des Säuglings, Klett-Cotta, Stuttgart.

Wanzel, Ch. (2010): Handbuch der Entwicklung, Books on Demand, Norderstedt.

Internetquellen

[1] http://www.behindertenbeauftragte.de/DE/LS/Koordinierungsstelle/UNKonvention/UNKonvention_LS.html (Stand: 03.02.2017)

[2] http://www.aphorismen.de/zitat/59465 (Stand: 10.12.2015)

[3] http://www.gesetze-im-internet.de/gg/art_3.html (Stand: 01.04.2013)

[4] http://www.inklusion-schule.info/inklusion/definition-inklusion.html (Stand: 03.07.2014)

[5] http://www.musiktherapie.de/index.php?id=18 (Stand: 22.06.2014)

Die Autorin

Britta Seger absolvierte eine Ausbildung zur Erzieherin und arbeitete in sozialen Einrichtungen mit unterschiedlichsten Schwerpunkten und Altersgruppen. Nach einigen Berufsjahren folgte das Studium der Musiktherapie in den Niederlanden. Fasziniert von zwischenmenschlichen Interaktionsprozessen, spezialisierte sie sich im Laufe ihrer beruflichen Tätigkeit auf Menschen mit einer Autismus-Spektrum-Störung. Seit einigen Jahren betreibt sie im Kreis Viersen einen ambulanten musiktherapeutischen Dienst.

Von der Autorin sind außerdem erschienen: „Was ist mit Tom? – Geschichten zur Aufklärung über Autismus (Aspergersyndrom) in Kindergarten und Grundschule“ und „Paul mittendrin und doch allein? – Autismus-Spektrum-Störung (Aspergersyndrom) im Leben von Jugendlichen und jungen Erwachsenen“

Außerdem von Britta Seger im von Loeper Literaturverlag erschienen

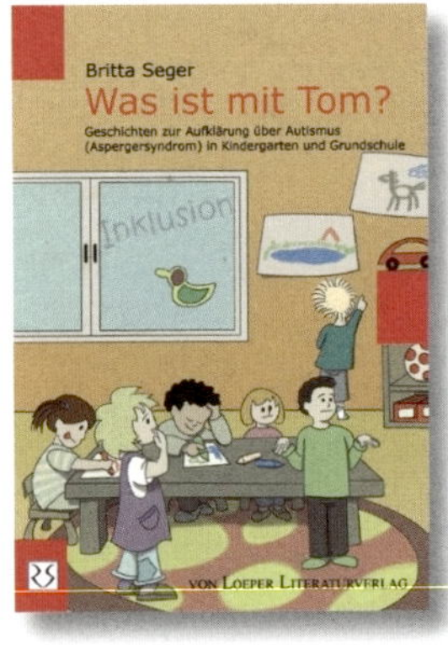

Was ist mit Tom?

Geschichten zur Aufklärung über Autismus (Aspergersyndrom) in Kindergarten und Grundschule

Die kindgerechten Geschichten und Bilder bieten rund um Tom konkrete Beispiele, mit denen in Gruppen und Klassen gearbeitet werden kann. Sie befassen sich mit der Lebenswelt eines autistischen Kindes, seinen Bedürfnissen und den daraus entstehenden Problemen und nimmt den Lesern so die Berührungsängste. Mit kostenlosem Download-Material für den Unterricht.
64 Seiten, kart., ISBN 978-3-86059-274-8

Paul mittendrin und doch allein?

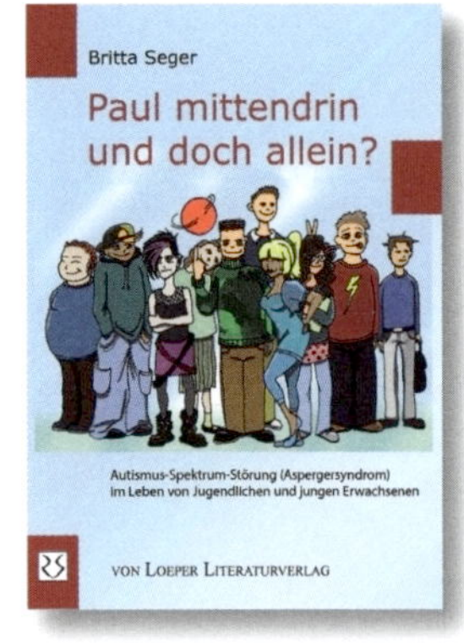

Autismus-Spektrum-Störung (Aspergersyndrom) im Leben von Jugendlichen und jungen Erwachsenen

In diesem Buch gewährt Paul anschaulich durch viele Beispiele und Interviews einen personifizierten Einblick in die spezielle Denkweise der Autismus-Spektrum-Störung und das Zusammenspiel mit der Umwelt.
Dabei werden unter anderem Themen wie die Besonderheiten der Wahrnehmung, das Erleben in der Altersgruppe und der Umgang mit den vielfältigen Anforderungen in der Schule besprochen. In dem bunt illustrierten Buch wird ein erster Einblick in diese facettenreiche Störung gegeben und gezeigt, wie ein Miteinanderauskommen besser gestaltet werden kann.
64 Seiten, kart., ISBN 978-3-86059-275-5

von Loeper Literaturverlag
D-76185 Karlsruhe, Daimlerstr. 23, Tel.: (0721) 4647290,
Fax: (0721) 464729099, E-Mail: Bestellservice@vonLoeper.de
www.vonLoeper.de/Autismus